아나토미
스트레칭
가이드

ANATOMY
STRETCHING
GUIDE

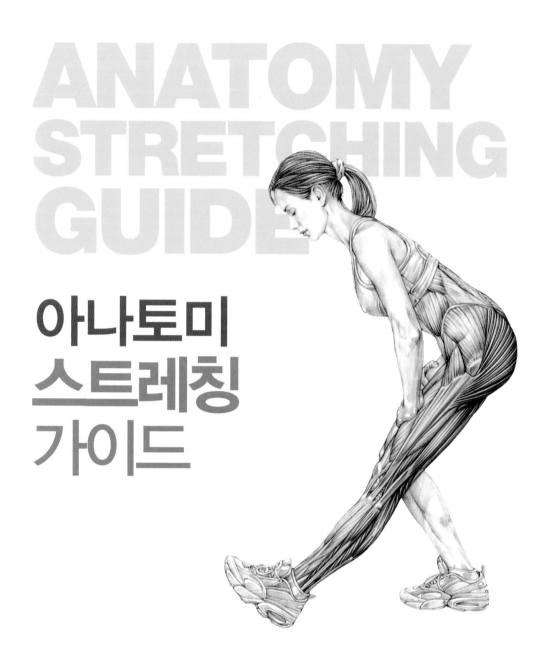

아나토미
스트레칭
가이드

삼호미디어
samho MEDIA

체형 관리와 근력 향상의 비결을 담은
"아나토미 스트레칭 가이드"

우리는 잠에서 깨어나면서 기지개를 한껏 펴거나 몸을 좌우로 비트는 행동을 무심결에 하곤 합니다. 이런 일련의 행동을 하고 나면, 그렇게 하지 않은 날보다 그날 하루 몸을 움직이는 것이 한결 편하다는 것을 느끼기도 했을 것입니다. 짧은 동작이라도, 잠자는 동안 쉬고 있던 근육을 긴장시켜 활동할 수 있는 준비를 해주면 몸이 편안함을 느낍니다. 운동하기 전에 근육을 긴장시키거나 풀어줌으로써 근육이 제대로 활동하기 위한 준비를 하는 것은 매우 중요합니다. 일상 속 다양한 동작을 좀 더 수월하게 하고, 갑자기 움직였을 때 생길 수 있는 부상을 예방할 수 있습니다. 이처럼 활동을 시작하기 전에 필수적으로 근육을 긴장시키는 것을 스트레칭이라 합니다.

스트레칭은 관절의 가동 범위 증가, 유연성 유지 및 향상, 혈액 순환을 촉진하는 효과가 있습니다. 하루 종일 책상에 앉아 있거나, 집안일을 하거나, 규칙적인 운동을 하는 등 여러 움직임으로 인해 몸에 누적되는 피로를 덜고, 일상생활을 활기차게 보내도록 돕는 윤활류 역할을 합니다. 다만 잘못된 스트레칭 동작이나 부정확한 자세로 실시하면 이롭기보다는 해를 입을 수도 있습니다.

《아나토미 스트레칭 가이드》는 일반적인 유연성 향상뿐 아니라 균형 잡힌 체형을 만들고, 잘못된 자세로 인한 통증을 예방하고 완화하는 스트레칭법을 소개합니다. 또한 각 운동 종목과 관련된 근육의 향상과 체중 감량을 목표로 할 때 필요한 스트레칭 노하우를 제시합니다. 세계적인 베스트셀러《근육운동가이드》의 저자인 프레드릭 데라비에의 정교한 해부학 일러스트와 함께 신체의 탄력과 운동 능력 향상을 위한 130여 가지 필수 스트레칭과 프로그램이 수록되었습니다. 운동 시 발생할 수 있는 부상과 관절 통증을 예방하고, 평소 사용하지 않은 숨은 근육들을 깨우고, 피로에 대한 저항력을 높이고, 스트레스를 해소시키는 다양하고 체계적인 방법을 만날 수 있습니다.

평소 운동할 때 자칫 가볍게 여길 수 있는 스트레칭을 이 책을 통해 정확히 배우고 실천한다면 운동으로 인한 부상을 예방하고 신체 능력을 향상시키는 데 탁월한 효과를 얻을 수 있으리라 믿습니다.

서울호서예술실용전문학교 스포츠건강관리계열 교수

정 구 중

잊고 있던 당신의 몸에 대해
새롭게 알아가는 과정, 스트레칭

왜 스트레칭을 해야 할까요? 스트레칭(Stretching)이라는 단어는 영어의 '늘이다'를 뜻하는 'stretch'에서 파생된 말입니다. 이 책은 가장 효과적인 스트레칭 방법과 그것이 우리 몸에 어떤 변화를 일으키는지에 대해 알기 쉽게 설명합니다.

스트레칭의 비밀은 바로 단순한 동작에 있습니다. 일상에서 우리는 종종 근육을 무리하게 사용하며, 때로는 근육이 딱딱하게 뭉쳐 잘 움직이지 않기도 합니다. 이러한 증상은 인체의 자연스러운 순환을 방해합니다. 따라서 긴장을 풀고 우리 몸을 이완시켜줄 수 있는 스트레칭 방법을 배우는 것은 매우 중요한 문제입니다.

스트레칭은 단순히 우리 몸을 탄력 있게 만드는 것으로 끝나지 않습니다. 스트레칭을 할수록 자신의 몸에 대해 더 자세히 알게 되고, 자연스럽게 몸에 있는 긴장과 스트레스를 해소할 수 있습니다. 그뿐 아니라 마치 요가와 같이 우리의 정신을 편안하게 안정시키고 집중력을 높여 주는 효과도 가지고 있습니다.

스트레칭은 인체 내부의 구조를 환기시킴으로써 자기 자신을 통제하는 능력을 기르는 동작으로 구성됩니다. 스트레칭은 스스로에 대한 확신을 기반으로 하며, 우리 몸의 균형과 안정 그리고 건강을 도모하고 우리 몸에 필요한 에너지가 원활하게 순환할 수 있도록 만듭니다. 아울러 몸의 긴장을 제거하고 통증을 완화시키는 효과까지 지니고 있습니다. 이처럼 스트레칭은 우리의 몸과 마음에 다양한 이로움을 주는 유익한 운동입니다.

Part 01

올바른 스트레칭을 위한
기본 상식

01 근력 사용이 아닌
감각을 이용한 자연적인 방식

스트레칭은 운동 능력을 향상시켜줄 뿐만 아니라 우리의 몸과 마음에 여러 가지 긍정적인 효과를 가져다준다. 일상 속에서 쉽고 간단하게 실행할 수 있는 동작들을 규칙적으로 실행하다 보면 몸과 마음이 활력으로 가득 채워질 것이다.

스트레칭의 이로운 점

규칙적인 스트레칭은 다음과 같은 이점이 있다.

- 육체뿐만 아니라 정신을 이완시킨다.
- 몸의 탄력성과 근육과 건의 유연성을 높인다.
- 근 활력을 향상시킨다.
- 심혈관 기능과 지구력을 발달시킨다.
- 피로에 대한 저항력을 증대시킨다.
- 외상 장애 및 근육과 관절 통증을 예방한다.

몸과 마음의 긍정적 변화를 가져오는 스트레칭

스트레칭은 일종의 가벼운 체조이기 때문에 부상의 위험 없이 행할 수 있는 안전한 운동이다. 스트레칭은 외면에 집중하기보다는 내면의 목소리에 집중하게 한다. 그리고 내면의 조화와 균형은 서서히 몸 밖으로 드러나므로 스트레칭을 하면 유연성이나 탄력뿐만 아니라 당신의 외면까지 긍정적으로 변화한다. 목이 곧게 펴지고 배가 들어가며, 어깨가 열리고 다리가 곧아진다.

우아함은 유연한 신체에서 자연스럽게 배어나는 것이다. 아름다운 실루엣은 단순한 다이어트를 통해 만들어지는 것이 아니라, 유연하고 균형 잡힌 근육에서 비롯된다는 사실을 기억하자.

다양한 스트레칭 방식

스트레칭에는 여러 가지 방법이 있으며 효율성에 따라 크게 세 가지로 구분된다.

■ 정적 스트레칭

정적 스트레칭은 가장 많이 활용되는 스트레칭 방식으로, 처음 스트레칭을 시작하거나 신체 활동량이 적은 사람들에게 적합하다.

이 스트레칭은 근육을 이완하고 긴장시키는 동작을 기본으로 한다. 점진적이고 느린 동작으로 이루어져 있기 때문에 우리 몸의 심부 근육까지 자극한다. 유연성을 길러줄 뿐만 아니라, 구부리고 뻗고 뒤트는 자세를 통해 근육을 늘이면서 우리 몸 전반을 운동시킨다. 이 스트레칭은 길항근을 자극하지 않으면서 느리게 진행하는 것이 포인트이다. 스트레칭 자세를 잡고 안정되면 해당 동작을 15초에서 20초간 유지한다. 그러는 사이 근섬유가 스트레칭되면서 산소를 공급받는다.

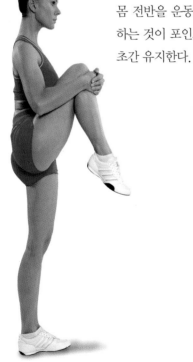

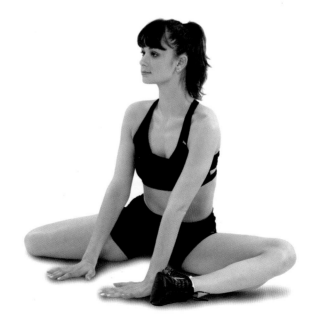

■ 동적 스트레칭

동적 스트레칭은 주로 운동할 때 적용된다. 근육과 힘줄의 유연성에 의존하기 때문에 힘과 역동성이 요구되며, 반동 작용을 이용하므로 민첩함이 필요하다. 몸에 힘을 주지 않으면서 규정된 동작과 방향에 따라 팔이나 다리 등을 움직이고 몸의 중심을 잡아주는 기술로 구성된다. 근육을 빠르게 수축시키면서 주동근은 길항근을 늘여주고 이 과정에서 길항근이 스트레칭된다.

■ PNF 스트레칭

PNF는 Proprioceptive Neuro-muscular Facilitation(고유수용성 신경근 촉진법)의 약자이다. 이 스트레칭은 재활치료에서 주로 사용되며, 4단계로 이루어진다.

• 1단계 : 근육을 천천히 그리고 점진적으로 최대한 늘인다.
• 2단계 : 등척성 수축(관절에는 움직임이 일어나지 않지만 근육에서는 힘이 발휘되는 것)을 15초에서 20초간 유지한다(근육을 최대한 늘인 상태를 유지한다).
• 3단계 : 5초간 근육의 긴장을 푼다.
• 4단계 : 수축했던 근육을 다시 30초간 늘여준다.

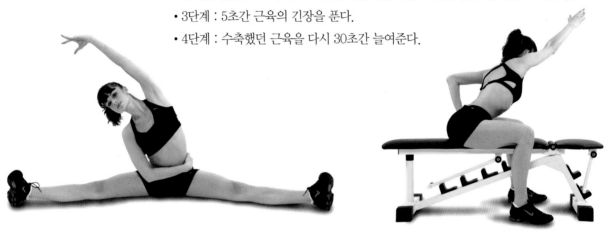

수준에 따라 스트레칭 프로그램을 구성하는 방법

• 초보자 : 2~3가지 동작을 한 세트로 구성한다. 한 동작은 15초에서 20초간 유지한다. 한 세트를 5~7회 반복하면 스트레칭이 완성된다.
• 중급자 : 4~5가지 동작을 한 세트로 구성한다. 한 동작은 20초에서 30초간 유지한다. 한 세트를 6~8회 반복하면 스트레칭이 완성된다.
• 고급자 : 5~6가지 동작을 한 세트로 구성한다. 한 동작은 20초에서 45초간 유지한다. 한 세트를 10~12회 반복하면 스트레칭이 완성된다.

02 호흡하는 방법부터 배우자

호흡은 근육에 산소를 공급하고 근 이완을 통해 자신의 몸을 인지할 수 있게 해준다. 정확한 동작으로 차분히 스트레칭을 하는 동안에는 박자에 맞춰 차분하게 호흡해야 한다. 호흡이 정확해지고 스트레칭의 단계가 높아질수록 근육의 긴장 완화와 산소 공급도 극대화된다.

호흡과 긴장 완화의 관계

스트레칭으로 인한 긴장 완화는 단순한 이완 작용에 그치는 것이 아니다. 주변 환경과 분리되면서 우리는 단 하나의 목표에만 집중한다. 그것은 바로 우리의 생명 에너지를 하나로 모으는 것이다. 이 같은 작용을 통해 우리는 내면의 안정을 되찾을 수 있다.

당신이 어떤 스트레칭 동작을 하든 잊지 말아야 할 것은, 언제나 정상적인 호흡을 유지해야 한다는 것이다. 정상적인 호흡이란 느리고 규칙적인 호흡을 말한다. 근육과 힘줄에 산소를 공급하기 위해서는 스트레칭 중에 절대로 호흡을 멈추지 말아야 한다.

호흡의 중요성

우리는 호흡을 위해 별도의 에너지를 투자하지는 않는다. 거의 무의식적으로 호흡하고 있을 뿐이다. 그러나 들숨과 날숨을 몇 차례 반복해 보면 우리의 호흡이 얼마나 잘못되었는지를 깨달을 수 있다. 호흡법을 숙달하고 신체 기관에 충분한 산소를 공급하는 방법을 배우는 것은 정신과 감정을 관리하고 통제하는 법을 배우는 것과 같다.

"숨 쉬는 것을 깜빡해서 죽었다"라는 우스갯소리가 있는 것처럼, 실제로 호흡은 매우 중요하다. 당황하거나 부끄러울 때, 불편함이나 피로감을 느끼고 급작스럽게 얼굴이 붉어질 때, 우리는 숨을 깊게 내쉬는 것만으로도 충분히 그것을 극복할 수 있다. 역으로, 산소가 부족하면 불면증과 스트레스를 유발하기도 한다.

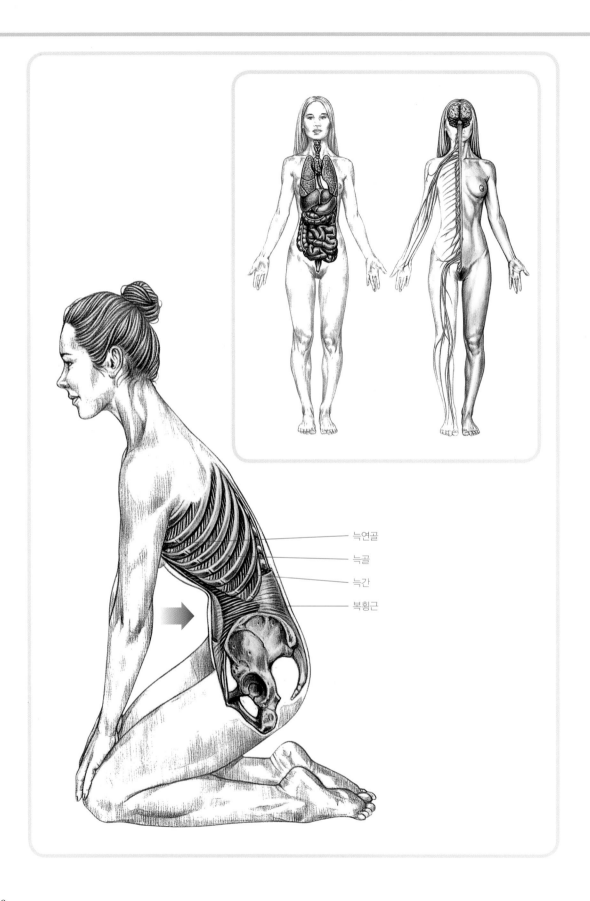

늑연골

늑골

늑간

복횡근

어떻게 들이쉬고 어떻게 내쉬어야 할까

먼저 당신의 호흡에 집중해 보자. 빠른가, 느린가? 깊은 호흡인가, 얕은 호흡인가? 입으로 하고 있나, 코로 하고 있나? 그다음 호흡을 조금씩 고쳐나가 보자. 여기서 효과적인 호흡이란 공기가 배를 통해 차분하고 깊게 들고 나는 것을 뜻한다.
스트레칭을 처음 시작하는 사람들이 자주 범하는 실수는 스트레칭을 하다가 호흡을 멈추는 것이다. 하지만 스트레칭을 하면서 가장 중요한 것이 호흡이다. 근육에 산소를 원활히 공급하기 위하여 먼저 숨을 들이쉬고 공기를 몸 밖으로 밀어내듯 내쉰다. 숨을 들이쉴 때는 배를 내밀고, 내쉴 때는 배를 당긴다.

깊게 호흡하되, 자연스러운 리듬을 찾자

스트레칭의 효율성을 극대화하기 위해서는 어느 정도의 수준으로 어떻게 호흡해야 하는지 알아야 한다. 잘못된 호흡은 스트레칭의 효과를 감소시킨다. 어떤 스트레칭을 하든지 규칙적인 호흡이 이루어져야 한다.

능동적인 호흡

호흡은 산소를 흡수하고 이산화탄소를 배출하는 작용이다. 흡입한 공기를 걸러주는 코, 입, 인두와 폐는 환기장치 역할을 하는 내장기관이다. 운동을 하는 동안 이 기관은 평소보다 열에서 스무 배 더 많이 활동하면서 몸에 필요한 산소를 공급하고, 운동하는 과정에서 생성되는 이산화탄소를 배출시킨다.

외부 호흡

폐는 호흡을 관장하는 핵심 기관으로 혈액에 산소를 공급한다. 폐에서는 혈액과 공기 사이의 교환작용이 이루어진다. 폐는 생존 활동 전반에 필요한 산소를 체내에 공급하고, 이산화탄소처럼 신진대사 과정에서 발생하는 부산물을 제거하는 기능을 한다. 필요한 산소량에 따라 산소 유입량을 조절할 수 있으며, 저항력이 커질수록 산소 유입량은 증대된다. 스트레칭을 하는 동안 호흡이 점진적으로 증가하다가 결국 안정된다.

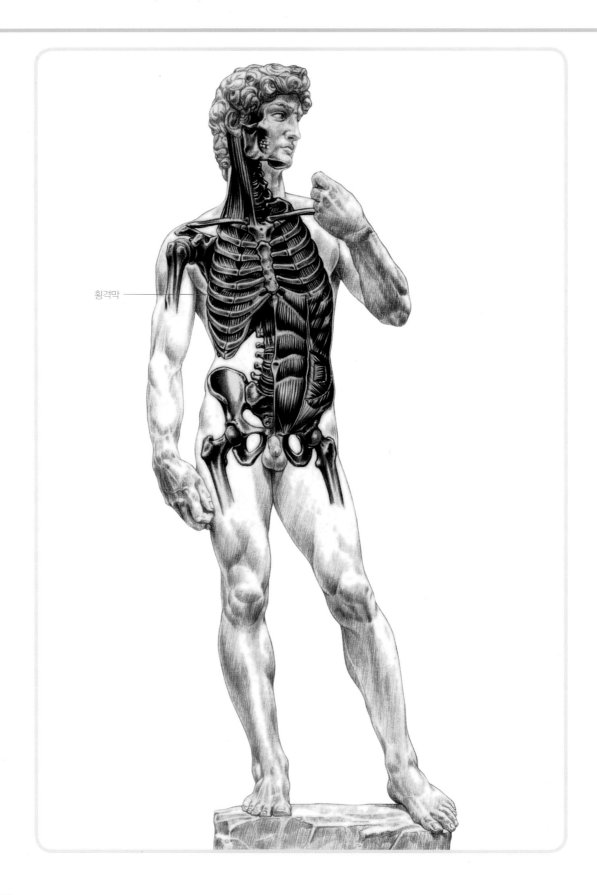

횡격막

폐환기

호흡 운동에 의하여 폐로 공기가 드나드는 것을 폐환기라고 하며, 뇌의 호흡 중추가 관할한다. 스트레칭을 하는 동안에는 근세포에 필요한 에너지를 공급하기 위하여 호흡이 증가하며, 각기 다른 두 호흡인 능동 호흡(코를 통한 들숨)과 수동 호흡(입을 통한 날숨)이 원활하게 작동하도록 한다.

신체기관에서 공기는 호흡근과 폐의 활동에 의해 움직인다. 들숨은 복부와 흉부를 분리시키는 근육인 횡격막에 의해 이루어지는 현상이다. 늑골의 거근과 늑골간근이 수축하고 횡격막은 하강하는데, 이때 흉곽의 부피가 커진다. 늑막에 의해 흉곽과 연결된 폐 또한 같은 동작을 수행한다. 일반적으로 한 번 숨을 들이쉴 때 폐로 유입되는 공기의 양은 약 0.5리터이지만 깊은 숨을 들이쉴 때는 이것의 약 3배에 달하는 공기가 유입된다.

날숨은 수동적인 숨으로 거간과 늑골간근을 이완시킨다. 이때 횡격막은 상승하고 폐는 원래의 부피로 되돌아간다.

03 운동선수에게 스트레칭이 중요한 이유

스트레칭은 본능에 가까운 자연스러운 동작으로, 육체의 건강뿐만 아니라 정신적인
안정을 가져다주는 효과 또한 뛰어나다. 인간은 아침에 잠에서 깨어나면 본능적으로
몸을 길게 뻗는다. 이러한 스트레칭은 몸에 활기를 불어넣어 주고 유연성을 길러주며,
전문 운동선수들의 운동 수행 능력을 높여주는 효과까지 가져다준다.

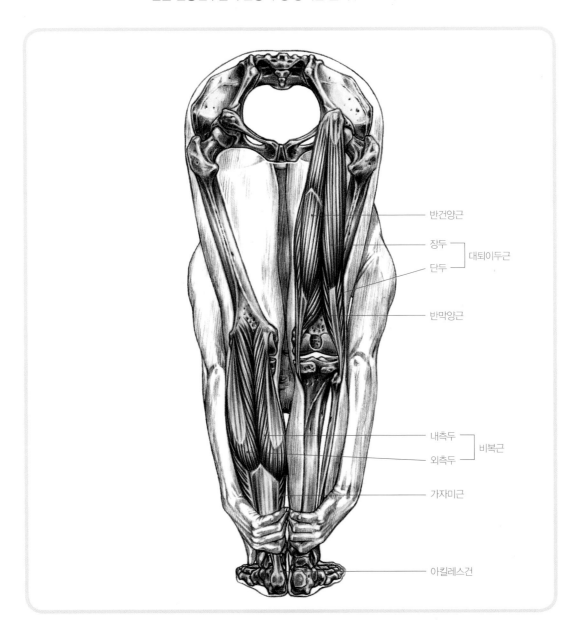

반건양근

장두
단두
대퇴이두근

반막양근

내측두
외측두
비복근

가자미근

아킬레스건

스트레칭이 운동선수에게 좋은 5가지 이유

■ 동작의 가동 범위를 증대시키고 이를 유지한다

운동선수의 반복적인 훈련은 근육과 건을 뻣뻣하게 만들면서 동작의 범위를 축소시킨다. 물론 단단한 근육은 운동하는 데 중요한 요소이며, 중량 운동 시에는 반드시 필요한 부분이다. 그러나 근육이 단단하고 뻣뻣해지면 동작의 범위가 작아지고 운동선수의 경우 쉽게 부상당할 우려가 있는 데다 운동 수행 능력도 감소할 우려가 있다. 규칙적인 스트레칭은 이러한 문제를 예방한다. 특히, 수영이나 체조같이 관절 움직임의 범위가 확대될수록 운동 수행 능력이 향상되는 분야라면 유연성을 길러주는 운동이 반드시 수반되어야 한다.

■ 근육에 탄력이 생긴다

스트레칭은 근육을 강화시킨다. 스트레칭을 하는 동안 발생하는 수동적 저항은 근섬유의 구성물질인 단백질이 빠르게 합성되는 것을 돕는다. 이 과정을 통해 우리 몸은 탄력뿐만 아니라 근력과 근지구력을 기를 수 있다.

■ 근육을 워밍업시킨다

스트레칭은 근육, 힘줄, 관절을 효과적으로 워밍업시켜 우리 몸을 활동하기 적합한 상태로 준비시킨다.

■ 스트레스를 해소한다

스트레칭은 신경을 안정시키고 산소를 공급하는 효과가 있어, 근육을 긴장시키고 몸을 굳게 만드는 스트레스를 줄여준다(이를 활용해 운동선수들이 경기 직전에 스트레칭을 하기도 한다).

■ 긴장을 완화시키고 빠른 회복을 도와주며 부상을 예방한다

근력을 발휘하는 동안 척추와 관절은 압력을 받아 짓눌린다. 스트레칭은 등과 관절에 가해졌던 이러한 압력을 감소시키고 긴장을 풀어 준다. 또한 관절, 힘줄, 근육이 신속히 회복되도록 도와주며 부상을 예방한다.

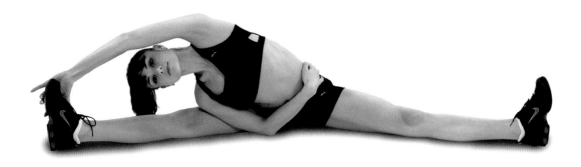

과도한 유연성은 도리어 운동을 방해한다

유연성이 운동선수에게 언제나 좋은 것만은 아니다. 일정 수준의 유연성은 도움이 되지만 너무 과하면 오히려 운동에 방해가 되기도 한다. 따라서 연성(부드러움과 유연함)과 강성(단단함과 뻣뻣함) 사이의 균형을 찾는 것이 중요하다. 한 예로 구소련연방의 역도선수들은 이 균형의 최적점을 찾아 훈련함으로써 세계 대회에서 경이로운 성적을 거둔 바 있다.

훈련에서 필요한 운동 범위보다 더 확장된 운동 범위를 얻고 싶다면 가장 먼저 당신의 근육을 충분히 유연하게 만들어야 한다. 이러한 유연성은 부상을 방지하고 정확한 자세로 운동할 수 있게 한다. 그러나 그 유연성이 지나치면 관절이 너무 쉽게 비틀어져 자칫 운동 능력 향상에 방해가 될 수 있다.

■ 결론

스트레칭은 운동 능력의 향상에 많은 도움을 주지만, 동시에 운동 능력을 저해할 수도 있다. 결국 자신에게 가장 적합한 스트레칭을 찾아 실행하는 것이 가장 중요하다.

운동선수가 사용하는 4가지 스트레칭 방법

■ 워밍업

양손으로 고무줄 끝을 잡아 당기고 있으면 고무줄에서 열이 발생한다. 스트레칭도 이 같은 원리가 적용된다. 스트레칭을 통해 근육과 힘줄은 운동할 준비를 갖춘다. 그러나 우리가 고무줄을 너무 강하게 잡아당기면 고무줄은 완전히 늘어져 탄력을 잃어버리듯이, 근육과 힘줄 역시 스트레칭이 과하면 최악의 경우 끊어질 수도 있다.

스트레칭을 통해 근육을 워밍업할 때는 반드시 가벼운 수준으로 부드럽게 해야한다. 의학연구자들은 반복적이고 과도한 정적 스트레칭을 통한 워밍업은 근육의 탄력성 저하와 운동 수행 능력의 감소와 연관이 있다고 지적한다. 근육의 반응성이 조금씩 떨어지면서 근육이 순간적으로 낼 수 있는 힘 또한 감소한다는 것이다. 이 같은 운동 능력의 감소는 단 몇 시간 동안만 지속되는 것이지만 훈련을 방해하기에는 충분하다. 그러므로 워밍업에서 무리한 스트레칭은 피해야 한다.

■ 운동하는 동안

운동 중 잠시 쉬는 시간을 이용해(예를 들어, 테니스, 웨이트 트레이닝, 축구, 럭비 등) 스트레칭을 할 수 있다.

이때 스트레칭은 두 가지 결과를 초래할 수 있다. 최적의 상황은 스트레칭으로 근육의 탄력성이 빠르게 복구되어 운동 능력이 향상되는 것이다. 반면에 최악의 상황은 과도한 스트레칭으로 근육의 탄력성이 손실되고 피로감이 증가하는 것이다. 상황이 매우 극단적이지만 놀랄만한 것은 아니다. 이 두 가지 반응은 운동 과정에서 근육의 피로가 어느 정도로 쌓였는지에 따라 결정된다. 실제로 운동 초반에 실행하는 스트레칭이 운동 능력에 도움을 준다 할지라도 운동 후반에 하는 스트레칭은 도리어 역효과를 낼 수도 있다는 것을 알아야 한다. 스트레칭을 하다 보면 자신에게 필요한 스트레칭이 무엇이며, 어떤 스트레칭이 도움을 되고 어떤 스트레칭이 방해가 되는지 깨달을 수 있다.

책에 소개된 스트레칭 동작과 순서를 완벽하게 따라해야 한다는 집착은 버리자. 아무리 좋다고 하는 스트레칭도 실행하는 사람과 상황에 따라 독으로 변할 수 있다.

■ 운동을 마친 직후

운동 직후는 스트레칭을 실행하기에 가장 적합한 때다. 어떤 식의 스트레칭을 하든 적어도 스트레칭으로 운동 능력이 떨어질 걱정은 없기 때문이다. 운동을 한 근육은 체온이 오른 상태인 데다 신속한 근육 회복을 필요로 하므로 스트레칭하기에 이상적이다. 여기서 명심해야 할 것은 앞서 언급한 것처럼 근육이 과도하게 이완되면 장기적으로 볼 때 운동 능력이 감소한다는 점이다. 부상을 예방하기 위하여 적절한 동작 범위에서 스트레칭을 시행한다.

■ 운동과 운동 사이

스트레칭은 근육이 빠르게 재건되도록 돕는 기능이 있어 운동과 운동 사이에 근육을 신속히 회복시키는 데에도 이용된다. 게다가 스트레칭은 몸을 격렬하게 움직이는 동작이 아니기 때문에 피로감이 느껴지지 않으며 도구 없이 집에서도 충분히 할 수 있다는 장점이 있다.

주의할 점은 스트레칭을 무리하게 하지는 말아야 한다는 것이다. 일정 수준 이상의 스트레칭을 지나치게 반복하면 근육이 회복되기는커녕 피로가 가중된다. 하나의 근육 부위에 대해 2~4가지 동작으로 이뤄진 정적인 스트레칭을 몸 전체에 골고루 적용해 운동한다. 한 동작은 15~20초간 유지한다.

여기서 두 번째 문제가 발생할 수도 있다. 근육의 온도가 떨어진 상태에서의 스트레칭은 위험하다. 반드시 체온을 충분히 상승시킨 후 스트레칭을 해야 하며, 강도와 근력을 점진적으로 높여야 한다.

운동선수들은 어떻게 스트레칭을 할까?

운동선수를 위한 스트레칭은 두 가지로 구성된다.

■ 정적 스트레칭

정적 스트레칭은 한 동작당 10초에서 1분간 유지한다. 스트레칭의 강도는 아주 약한 수준에서 강한 수준까지 다양하며 목표에 따라 달라진다.

- 정적 스트레칭의 장점 : 점진적이고 통제적인 방식으로 스트레칭한다. 부상의 위험이 거의 없다.
- 정적 스트레칭의 단점 : 운동 직전에 정적 스트레칭을 할 경우 오히려 운동 능력을 저하시킨다.

■ 동적 스트레칭

동적 스트레칭은 반복적이고 역동적인 스트레칭을 한 동작당 10초에서 20초간 유지한다. 동적 스트레칭은 플라이오메트릭스(Plyometrics, 순간적인 근육의 수축과 속도를 이용한 훈련으로, 강한 근력이 요구되는 축구, 농구, 배구와 같은 운동에서 주로 사용됨)와 유사하다. 근육의 수축과 이완(혹은 유연성)에 기초하며 순간적인 근 수축을 통해 발휘되는 근력을 훈련시킨다. 동적 스트레칭의 목표는 본래 능력 이상으로 근육을 운동시키는 데 있다.

- 동적 스트레칭의 장점 : 운동 직전에 하더라도 운동 능력을 떨어뜨리지 않는다. 단, 스트레칭으로 인해 근육이 파열되거나 단열되는 등 외상을 입을 위험이 있으므로 신중하게 수행해야 한다.
- 동적 스트레칭의 단점 : 부상 위험이 따른다.

스트레칭은 근육군에 따라 1~3가지 동작으로 세트를 구성하는데, 운동선수의 경우 개인적인 특성과 훈련의 성격을 고려하여 어떤 근육을 어떻게 스트레칭할 것인지를 정해야 한다. 이에 관해서는 독자의 편의를 돕기 위해 Part 04에서 운동선수를 위한 맞춤 스트레칭 프로그램을 자세히 소개할 것이다.

스트레칭할 때의 호흡법

호흡은 근육의 탄성에 영향을 미친다.

- 호흡을 멈추면 근육이 충분한 힘을 발휘하지 못한다.
- 우리가 숨을 내쉬는 동안 근육을 최대한으로 스트레칭을 할 수 있다.
- 숨을 들이쉬는 동안 근력은 최저로 떨어지고 스트레칭을 하면서 호흡을 멈추면 근육은 경직된다. 이 같은 현상은 근육을 신장시키려는 스트레칭의 목적과 상반된다. 근육의 저항력을 최대한 끌어내기 위해서는 숨을 천천히 들이쉰 후 천천히 내쉬어야 최고의 이완 동작을 끌어낼 수 있다. 호흡과 박자가 맞아야 효율적인 스트레칭이 이루어진다.

우리 몸은 한 방향 자세에서 더욱 편안함을 느낀다

우리는 오른쪽과 왼쪽을 동시에 스트레칭할 때보다 어느 한쪽만 스트레칭할 때 더 자연스럽고 편안하게 움직일 수 있다.

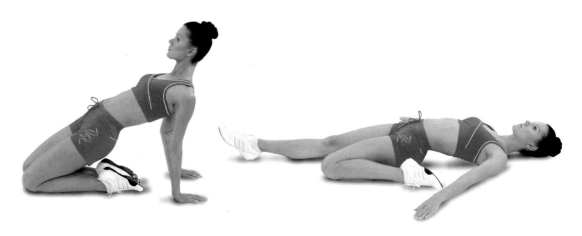

대퇴부 사두근을 양방향으로 스트레칭하는 경우   대퇴부 사두근을 단일방향으로 스트레칭하는 경우

이 같은 특징은 스트레칭할 때 우리 몸의 신경계가 어떻게 반응하는지를 보여준다. 흔히 우리는 근육과 힘줄의 유연함이 운동의 가동 범위를 결정짓는다고 생각하지만 단일방향으로 스트레칭할 때보다 양방향으로 할 때 신경계의 방어체계가 훨씬 엄격하게 작동된다. 따라서 양방향 스트레칭은 운동 범위가 제한적일 수밖에 없다.

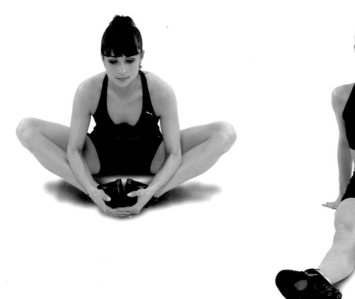 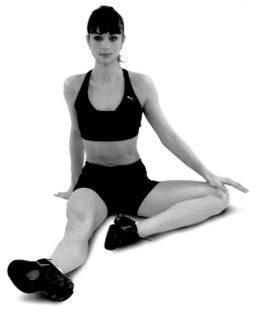

내전근을 양방향으로 스트레칭하는 경우   내전근을 단일방향으로 스트레칭하는 경우

스트레칭을 통해 단시간 내에 운동 범위를 확장시키고자 한다면 단일방향 스트레칭보다 난이도가 높은 양방향 스트레칭을 우선적으로 하는 것이 좋다.

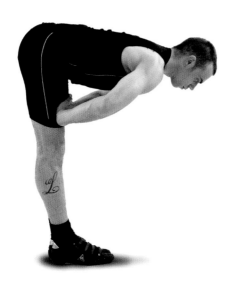 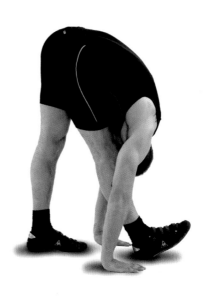

햄스트링을 양방향으로 스트레칭하는 경우   햄스트링을 단일방향으로 스트레칭하는 경우

스트레칭은 운동 부상을 예방한다

운동이 건강에 좋다는 사실을 모르는 사람은 없을 것이다. 그러나 운동선수들은 종종 운동 중에 경련, 근육통, 근 연축, 근 이완, 근 파열 등과 같은 부상을 겪는다. 규칙적인 스트레칭은 이러한 부상을 예방하고 통증을 완화시킨다.

▪ 경련

경련은 운동선수에게 가장 빈번하게 발생하는 증상으로 강제적인 근 수축에 의해 갑작스럽게 나타난다. 경련으로 인한 통증은 몇 초 혹은 몇 분간 지속된다. 경련은 수분공급이 원활하지 않을 때, 마그네슘이나 나트륨 등이 부족할 때, 훈련량이 부족할 때, 적합하지 않거나 잘못된 자세를 취할 때 발생한다.

밤에 일어나는 경련은 대부분 마그네슘과 비타민 B 그리고 칼슘 부족이 원인이다. 또한 동맥경화나 과도한 음주 그리고 당뇨병의 합병증 때문에 경련이 일어나기도 한다. 경련을 완화시키려면 경련으로 수축된 근육을 이완시켜야 한다.

▪ 근육통

> ⚠ 익숙하지 않은 스트레칭을 무리하게 할 경우 때때로 근육통이 발생한다.

근육통은 말 그대로 근육에 통증을 느끼는 것으로 근육의 여러 부위에서 동시다발적으로 발생하기 쉽다. 이 증상은 저항 운동(웨이트 트레이닝)을 과도하게 한 이튿날, 혹은 그 이후에 발생하고 최소 3일에서 일주일간 지속된다. 항력을 사용한 직후 규칙적으로 스트레칭을 하면 근육통을 예방할 수 있다. 단, 정확하지 않은 자세로 정해진 시간보다 짧게 스트레칭을 하면 도리어 근육통이 발생하게 된다. 근육을 평소와는 다른 방식으로 스트레칭할 때에도 근육통이 나타난다. 이 경우 근섬유가 손상되면서 근육통을 유발하는 것이다. 따라서 익숙하지 않은 스트레칭 동작을 시도하면 근육통에 시달릴 위험이 있다. 흥미로운 사실은 오늘 수행한 운동을 다음 날 똑같이 반복하는 경우 근육통은 거의 발생하지 않는다는 것이다. 우리 몸의 놀라운 적응력을 보여주는 훌륭한 예라 할 수 있다.

▪ 근 연축

근 연축이 발생하면 근육 내 힘줄이 단단해지거나 통증이 발생한다. 경련은 갑자기 나타났다가 빠르게 사라지지만 근 연축은 며칠간 증상이 지속된다. 근 연축이 발생하면 근육이 마치 경직된 것처럼 뻣뻣해진다. 이것은 근육이 혹사당하면서 피로가 누적되었음을 의미한다. 자신의 운동 능력을 제대로 파악하지 못하고 있는 운동선수의 경우 근 연축이 발생하기 쉽다. 왜냐하면 근 연축은 근육의 과도한 사용 시 발생하기 때문이다. 근 연축을 예방하기 위해서는 문제가 되는 부위를 집중적으로 스트레칭해야 한다.

■ 근 이완

근 이완은 근육에 심각한 문제가 발생하고 있음을 알리는 신호와도 같다. 병리학 분석에 따르면 갑작스럽게 평균적인 근육의 길이 이상으로 근육을 늘렸을 때 근 이완이 발생한다고 한다. 근섬유는 손상을 입지 않지만 근육을 연결하는 막이 느슨해진다. 근 이완으로 인한 통증이 심해지면 충분한 휴식을 취해야 한다. 스트레칭은 이러한 근 이완을 예방할 수 있는 최고의 방법이다.

■ 근육 이상

⚠ 재활치료나 회복이 제대로 이루어지지 않음에도 불구하고 운동을 다시 시작하면 2차 근육 이상이 발생한다. 스트레칭은 근 이완에서처럼 근육 이상을 예방할 수 있는 최고의 방법이다.

근 이완처럼 근막에 이상이 생기는 부상이다. 근육 이상이 발생한 상황에서 근육을 과도하게 사용하면 결국 근육이 찢어지고 마는데(근 파열) 대부분의 운동선수들은 이를 감지하지 못하고 운동을 계속한다. 근 파열은 고도의 기술을 요하는 운동선수들에게는 치명적인 부상이다. 일단 근육 이상이 발병하면 경기에 나가지 못하는 것은 물론이고, 6개월 이상 재활치료를 받으며 휴식기를 가져야 한다.

■ 근 파열

근 파열이란 근육 내부의 근섬유 다발이 손상되는 것을 뜻한다. 근육을 과도하게 사용했을 때 주로 발생한다.

훈련을 마친 후 당신은 근육에 피로감을 느낄 것이다. 그럼에도 불구하고 당신은 한계를 넘는 강도 높은 훈련으로 자신을 계속 내몬다. 하지만 근육은 당신의 의지를 따라주지 못할 때가 많다. 이를 해결하기 위해서는 이온요법이나 레이저를 통한 치료와 휴식이 필요하다. 근 파열을 예방하는 데 효과적인 스트레칭과 점진적으로 강화된 웨이트 트레이닝을 결합한 운동요법을 병행한다.

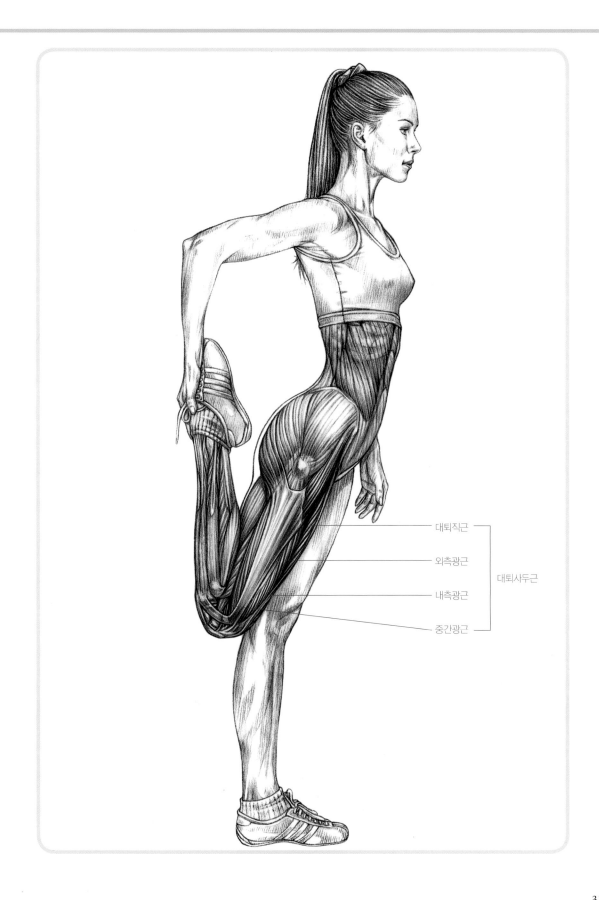

대퇴직근

외측광근

대퇴사두근

내측광근

중간광근

Part 02

상반신 집중 스트레칭

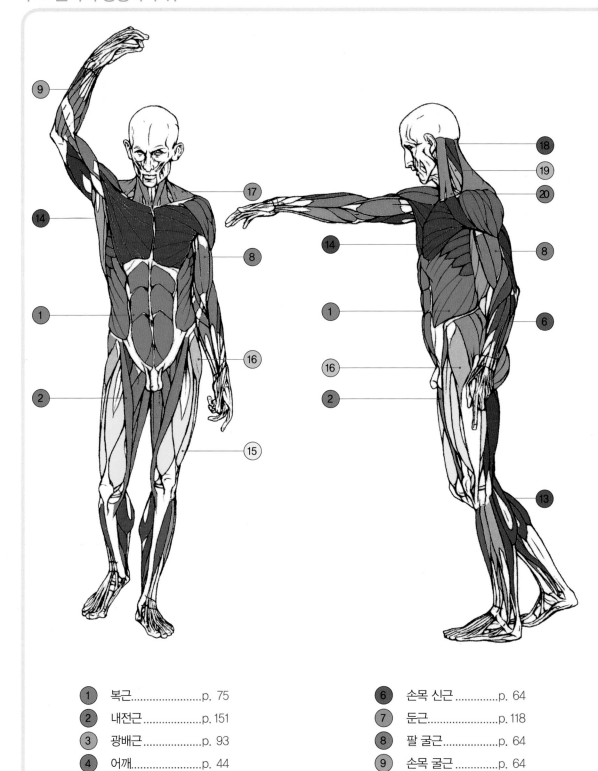

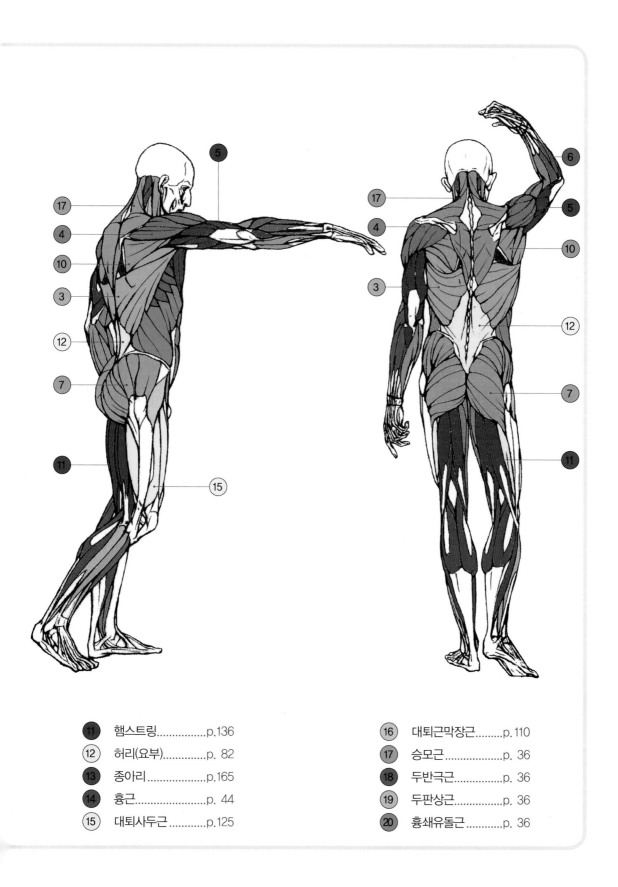

01 목 스트레칭

일상에서 우리는 얼마나 자주 목의 통증을 느낄까? 통증의 정도는 각각 다르겠지만, 적지 않은 사람들이 드물지 않게 심각한 통증을 경험한다. 우리가 활발하게 움직이는 낮이든, 활동을 멈추는 밤이든 시간에 관계없이 가장 피로해지기 쉬운 부위가 바로 '목'이다.

우리는 목 스트레칭을 통해 목에 가해지는 압력을 완화하고 목의 근육을 단련함으로써 돌발적으로 발생하는 목 통증을 예방할 수 있다.

목 근육은 두 가지 기능을 한다.
첫째, 목의 움직임을 관장하여 좌우상하로 회전한다.
둘째, 경추를 보호한다.
목은 머리의 무게를 고스란히 감당해야 하기 때문에 쉽게 피로해질 수밖에 없다. 이러한 목 근육은 목 안의 뼈와 혈관, 신경 등을 보호하는 기능도 함께 수행하기 때문에 목 근육을 단련하여 강화시키는 것은 매우 중요한 일이다. 상부승모근도 빠트리지 말고 단련하자. 상부승모근은 목 근육과 함께 경부를 보호하는 역할을 한다. 목 스트레칭은 아래에 명시된 근육을 반드시 사용해야만 한다.

- 목 뒷부분(신근)
- 목 앞부분(굴근)
- 목 옆부분(회선근)

> ⚠️ 목은 길이와 크기에 비해 움직일 수 있는 범위가 넓고 자유로워 쉽게 부상을 입을 수 있다. 목 스트레칭의 목적은 목 근육을 강화하여 경부를 최대한 보호하는 것이다. 다만 지나치게 격하거나 무리한 스트레칭, 그리고 잘못된 방법의 스트레칭은 도리어 경부 손상을 야기하므로 운동 시 신중을 기해야 한다. 경부에 압박을 가하지 않으면서 정확한 방법으로 스트레칭을 해야만 목을 유연하게 만들어 당신이 스트레칭을 통해 얻고자 하는 목표에 도달할 수 있다.

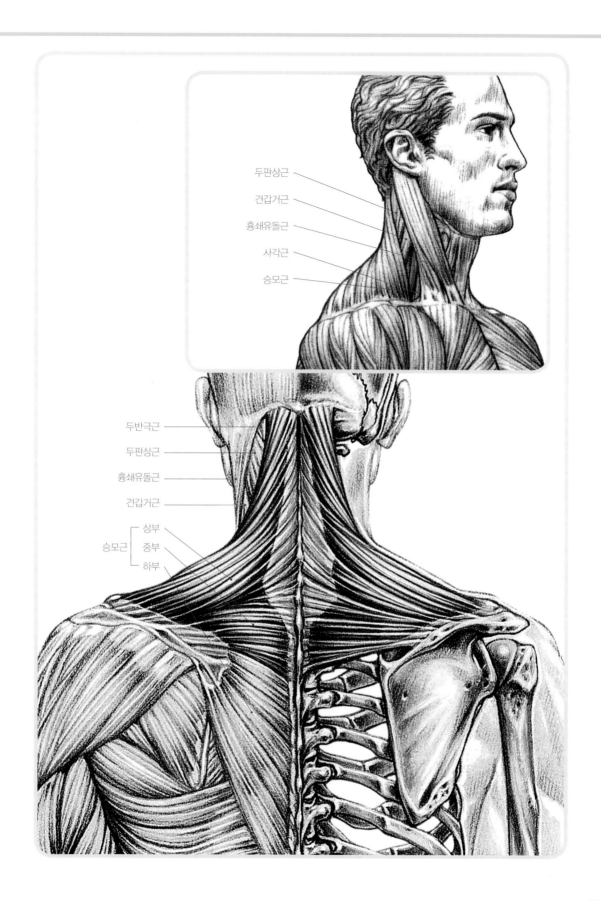

두판상근
견갑거근
흉쇄유돌근
사각근
승모근

두반극근
두판상근
흉쇄유돌근
견갑거근

승모근 ⎰ 상부
　　　 ⎱ 중부
　　　 　 하부

목 스트레칭

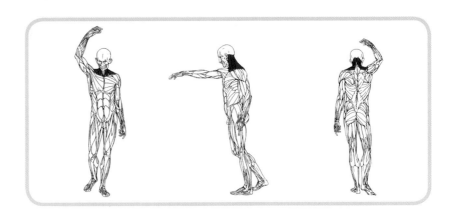

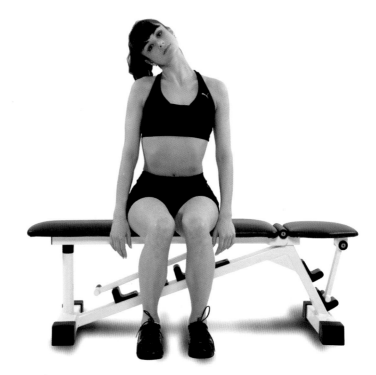

이 동작은 목 양측 근육을 늘여준다.

의자에 앉아 두 발을 바닥에 붙이고 몸통 옆으로 팔을 자연스럽게 늘어뜨린다. 둔근을 가볍게 수축하여 허리 주위에 압력이 가해지지 않도록 한다. 몸통은 곧게 유지한 채 목을 한쪽으로 기울여 최대한 늘여준다. 스트레칭을 하는 동안 천천히 규칙적으로 호흡하는 것을 잊지 말자. 반대쪽도 같은 방법으로 스트레칭한다.

발전 동작

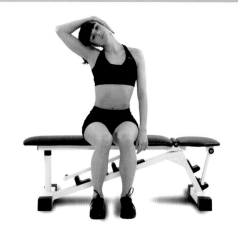

지금 소개할 스트레칭은 앞에 소개한 스트레칭과 유사하지만 좀 더 발전된 동작이다. 시작 자세는 같다. 한쪽 손을 반대쪽 귀에 올려놓고 목을 부드럽게 당겨 목 근육을 최대한 늘인다. 몇 초간 동작을 유지하며 규칙적으로 호흡한다.

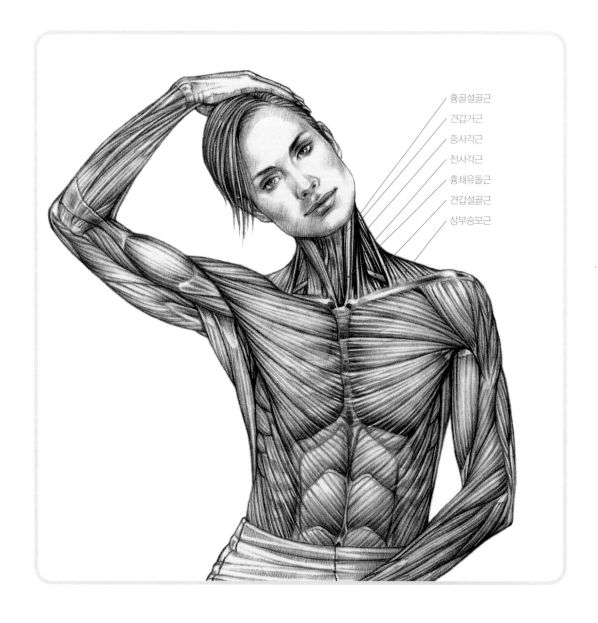

흉골설골근
견갑거근
중사각근
전사각근
흉쇄유돌근
견갑설골근
상부승모근

손을 등 뒤에서 당기는 동작

허리를 곧게 펴고 서서 양발을 어깨너비로 벌린다. 두 팔을 등 뒤로 뻗은 뒤 한쪽 팔의 손목을 다른 손으로 잡는다. 잡은 손 방향으로 최대한 잡아당기면서 동시에 아래 방향으로 끌어내린다. 이때 승모근과 삼각근이 최대한 늘어나게 된다. 머리도 잡은 손 방향으로 기울여 스트레칭하면서 목 근육과 승모근을 늘인다. 이 동작은 목 안의 깊숙한 근육까지 자극함은 물론, 사각근과 흉쇄유돌근까지 단련한다.

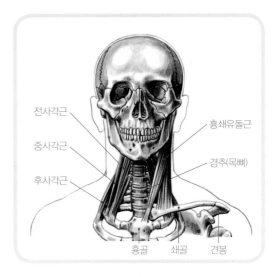

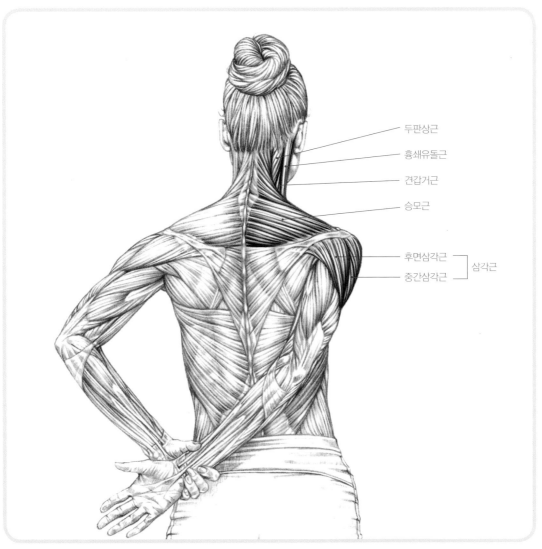

목 측면 스트레칭

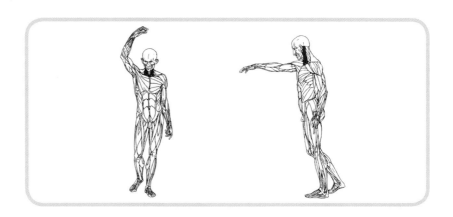

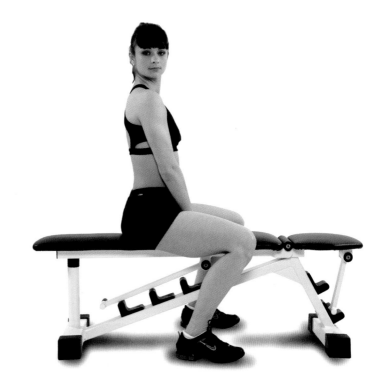

이 동작은 목 양옆의 근육을 전반적으로 단련시킨다.

기마자세로 의자에 앉아 양발을 지면에 붙이고 허리를 곧게 세운다. 두 손은 허벅지 안쪽에 둔다. 어깨를 움직이지 않고 고개를 오른쪽으로 돌려 시선을 멈춘다. 천천히 규칙적으로 호흡하며 30초간 동작을 유지한다. 왼쪽도 같은 방법으로 스트레칭한다.

목 후면 스트레칭

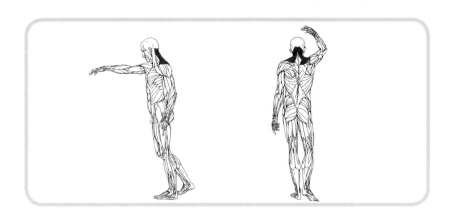

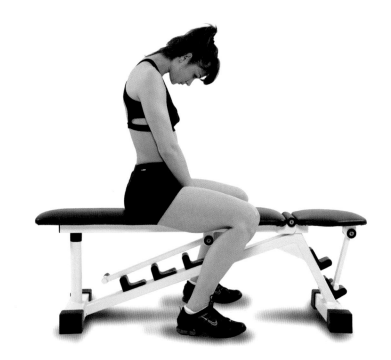

이 동작은 목 뒷부분의 근육을 늘여준다.

의자에 기마자세로 앉는다. 발바닥을 지면에 완전히 밀착하여 균형을 잡고 허리
에 무리한 압력이 가해지지 않도록 주의한다. 양손은 허벅지 안쪽에 두고 허리를
곧게 유지한 채 목만 가볍게 숙여 목의 뒷부분을 충분히 늘인다. 천천히 규칙적으
로 호흡하며 30초간 동작을 유지한다.

목 전면 스트레칭

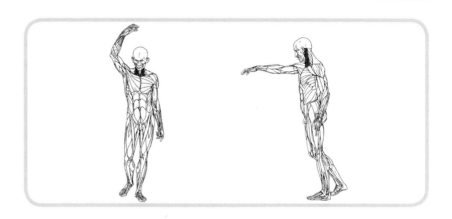

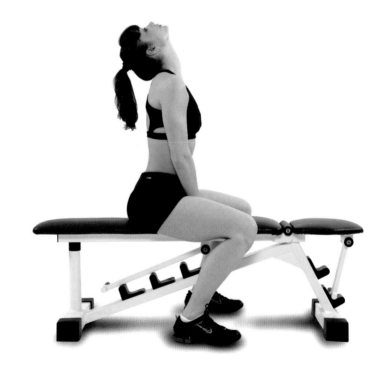

이 동작은 목 앞부분의 근육을 늘여준다.

기마자세로 의자에 앉아 허리를 곧게 세운다. 무릎을 구부린 채 양발을 지면에 완전히 붙이고 균형을 잡는다. 양손은 허벅지 안에 가볍게 둔다. 입을 살짝 다문 상태에서 머리를 뒤로 젖히면서 목의 앞부분 근육을 충분히 늘여준다. 스트레칭하는 동안 규칙적으로 호흡하며 15초에서 20초간 동작을 유지한다.

가슴과 어깨 스트레칭

활동량이 적고 규칙적인 운동을 하지 않는 성인 중 3분의 1은 한 번 이상의 어깨 통증을 경험한다. 이 통증은 회전근개(어깨를 구성하는 네 가지 근육. 극하근, 극상근, 견갑하근, 소원근으로 구성)의 파열과 관련이 깊다. 회전근개 파열은 전문 운동선수들에게서 빈번하게 발생하는데, 특히 수영, 테니스, 구기 종목처럼 어깨를 반복적으로 움직이는 동작을 요구하는 운동에서 매우 심각하게 나타난다.

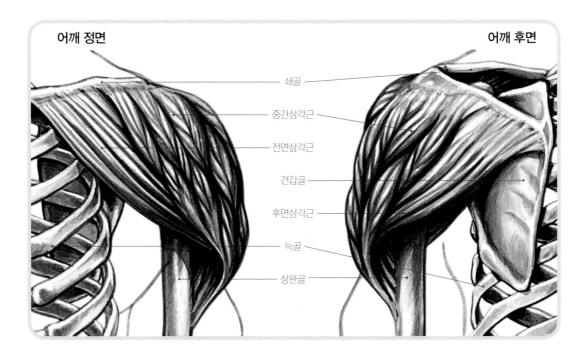

어깨 정면   어깨 후면

쇄골
중간삼각근
전면삼각근
견갑골
후면삼각근
늑골
상완골

어깨 통증을 예방하고 싶다면 극하근을 스트레칭하자

극하근은 회전근개를 구성하는 네 가지 근육 중 하나이다. 회전근개를 구성하는 네 부위의 근육은 어깨 관절을 안정적으로 고정시켜 어깨를 원활하게 움직일 수 있게 한다. 이 근육들이 없다면 작은 움직임에도 어깨가 탈골될 수 있다.
삼각근을 과도하게 사용하면 어깨를 안정시키는 이 근육들이 쉽게 부상을 입는다. 크기가 작은 근육들이지만 부상률이 높은 것이다. 극하근은 네 가지 근육 중 가장 작지만 가장 빈번히 사용된다. 따라서 극하근을 위한 맞춤 스트레칭이 필요하다.

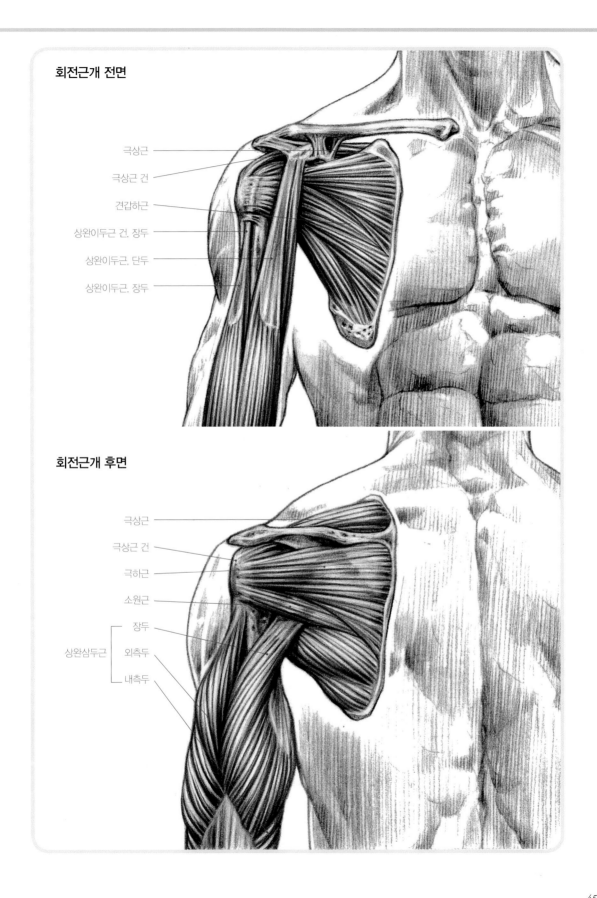

회전근개 전면

극상근
극상근 건
견갑하근
상완이두근 건. 장두
상완이두근. 단두
상완이두근. 장두

회전근개 후면

극상근
극상근 건
극하근
소원근
상완삼두근 ── 장두
 ── 외측두
 ── 내측두

어깨 통증을 예방하는 방법

어깨를 많이 움직이는 운동선수들은 삼각근 통증을 자주 겪는다. 농구, 배구, 핸드볼, 투창, 투포환 같은 던지기 운동, 투기 운동, 테니스, 수영, 팔씨름, 암벽타기, 골프, 웨이트 트레이닝 등을 하는 이들 모두가 삼각근 통증을 경험할 수 있는 대상이다. 이 같은 통증을 예방하기 위해서는 관절의 안정성을 유지하는 동시에 근육을 단련해야 한다. 특히 어깨 후면에 위치한 극하근과 삼각근 운동이 필수다.

■ 운동에 따라 스트레칭 방법을 달리하자

수영은 쉽고 빠른 동작의 구현을 위해 어깨의 유연성이 절대적으로 필요한 운동이다. 그러나 힘을 이용한 운동에서 동작의 정확성과 강한 근력을 발휘하기 위해서는 어느 정도 어깨 근육이 단단해질 필요도 있다.

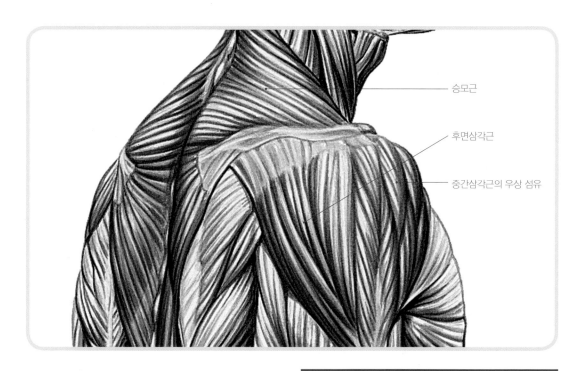

승모근

후면삼각근

중간삼각근의 우상 섬유

> ⚠️ 어깨의 앞뒤 근육과 힘줄은 견갑상완골(견갑골과 팔을 이어주는 관절)이 안정적으로 움직이는 데 중요한 역할을 한다. 견갑상완골은 마모에 강하고 이두근 장두의 힘줄은 단단하고 뻣뻣하다. 이 부위를 지나치게 스트레칭하여 과하게 이완되면 부상이 발생한다. 그리고 어깨가 지나치게 유연해지면 어깨를 갑자기 움직이거나 낙법을 시도하는 과정에서 쉽게 탈골된다.

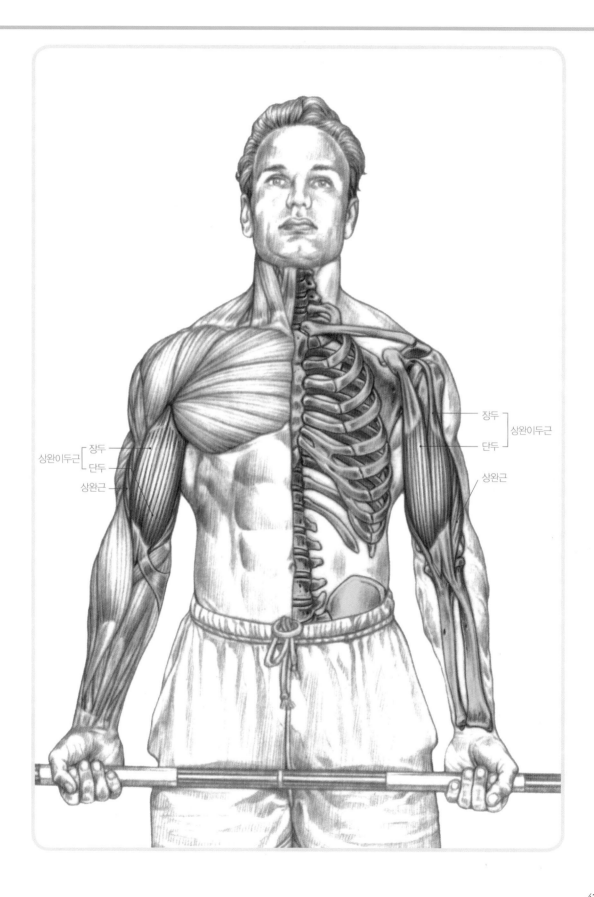

상완이두근 ⎱ 장두
　　　　⎰ 단두
상완근

장두 ⎱
단두 ⎰ 상완이두근

상완근

극하근을 보호하는 방법

운동선수에게 필요한 극하근 스트레칭법 두 가지를 소개한다.

■ 워밍업

모든 훈련에 앞서 두세 가지 동작으로 구성된 가벼운 스트레칭이 반드시 선행되어야 한다. 워밍업은 근육의 온도가 낮은 상태에서 본격적으로 근력을 사용하기 전의 준비 운동으로, 근육의 온도를 높여 준다. 규칙적인 스트레칭은 지구력을 향상시켜 부상을 예방한다.

■ 운동 직후 스트레칭

워밍업만으로는 부족하다거나 어깨 근육이 불안정해졌음을 느꼈다면 강도 높은 스트레칭을 권장한다. 대부분의 사람들은 어깨에 통증을 느끼고 나서야 극하근 운동의 필요성을 깨닫는다. 하지만 늦게라도 깨닫는 것이 얼마나 다행인가!
운동이 끝난 후 3~5가지로 구성된 극하근 스트레칭을 한다. 운동 직후에 스트레칭을 한다고 하더라도 워밍업 스트레칭을 빠트려서는 안 된다는 것을 명심하자.

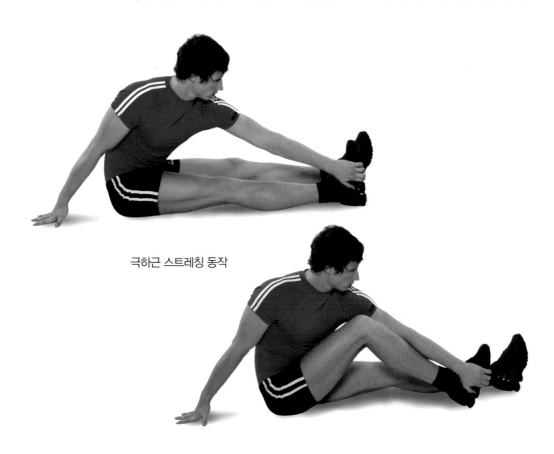

극하근 스트레칭 동작

회전근개 근육의 뒷부분을 스트레칭하는 법

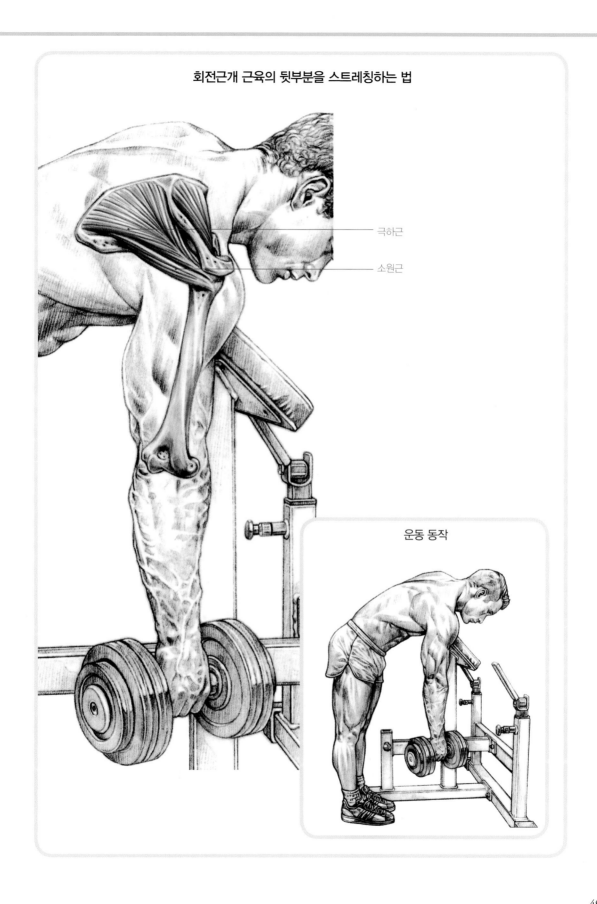

극하근

소원근

운동 동작

어깨 전면 스트레칭

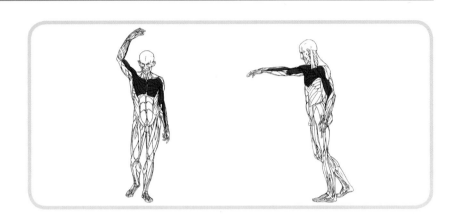

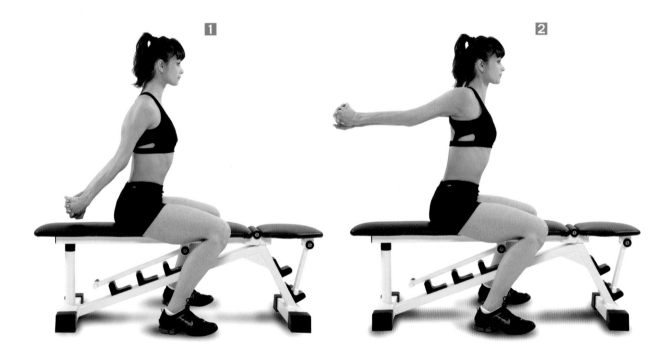

이 동작은 어깨 앞부분과 가슴 근육을 늘여준다.

기마자세로 의자에 앉아 허리를 곧게 편다. 다리를 구부리고 발은 지면에 완전히
밀착한다. 양팔을 등 뒤쪽으로 보낸 후 손바닥이 몸 안쪽을 향하도록 두 손을 깍
지 낀다(사진 1). 깍지 낀 두 팔을 당신이 올릴 수 있을 만큼 최대한 위쪽으로 끌어
올린다(사진 2). 허리에 무리한 힘을 가하거나 허리가 뒤틀어지지 않도록 주의한
다. 규칙적으로 호흡하며 20초간 동작을 유지한 후 깍지를 푼다.

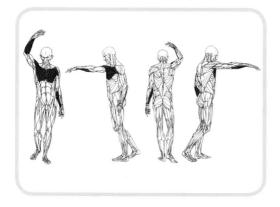

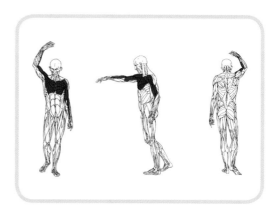

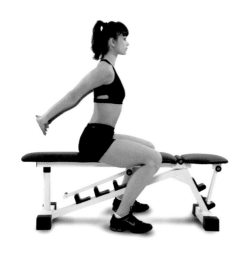

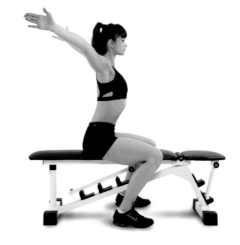

기마자세로 의자에 앉아 허리를 곧게 편다. 다리는 구부리고 발은 완전히 지면에 밀착한다. 양팔을 등 뒤쪽으로 보내고 손바닥이 몸 바깥쪽을 향하도록 두 손을 깍지 낀다. 규칙적으로 호흡하며 20초간 동작을 유지한 후 깍지를 풀고 이완한다. 앞에 소개한 스트레칭과 다른 점은 손바닥을 몸 바깥쪽으로 내밀어 손가락 관절까지 스트레칭한다는 점이다.

기마자세로 의자에 앉아 허리를 곧게 편다. 다리를 자연스럽게 구부리고 양발을 지면에 밀착한다. 양팔을 벌려 어깨보다 약간 위로 든 후 팔을 비틀어 양 손바닥이 최대한 몸 뒤쪽을 향하도록 자세를 취한다. 견갑골 양쪽을 붙이듯이 조인다. 천천히 규칙적으로 호흡하며 15초에서 20초간 동작을 유지한다. 이 스트레칭은 어깨 근육을 늘여준다.

이 동작은 앞의 스트레칭과 크게 다르지 않지만, 손바닥을 몸 뒤쪽으로 완전히 향하게 해 어깨 근육을 훨씬 더 집중적으로 늘인다.

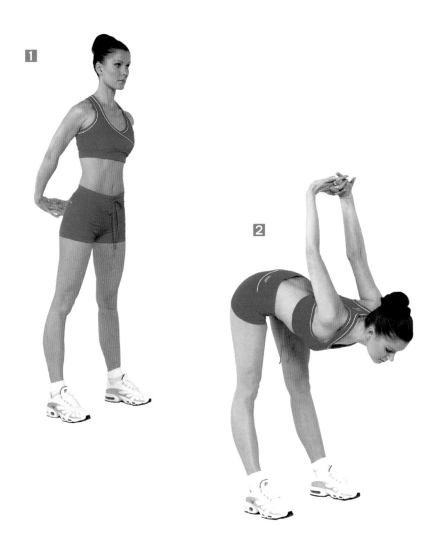

이 동작은 삼각근을 중점적으로 이용한다.

양발을 어깨너비로 벌린 채 허리를 곧게 펴고 선다. 양손을 몸 뒤로 보내 엉덩이 쪽에서 깍지 낀다(사진 1, 깍지 낀 손은 몸 바깥쪽으로 내밀거나 앞쪽에서 설명한 것처럼 안쪽을 바라보게 둔다). 상체를 앞으로 숙이며 동시에 깍지 낀 두 팔을 위쪽으로 밀어올린다(사진 2). 동작을 하면서 들숨과 날숨을 천천히 번갈아 쉰다. 30초간 동작을 유지한 후 무릎을 살짝 구부리면서 휘어 있는 허리를 곧게 편다. 이때 골반을 고정시킨 상태에서 허리만을 움직여 스트레칭한다. 이 운동은 삼각근을 이용함으로써 몸의 유연성을 길러주는 효과가 있으며 앞쪽으로 휜 어깨를 교정하는 데 도움이 된다.

손바닥을 몸 쪽으로 향한 채 스트레칭하는 자세

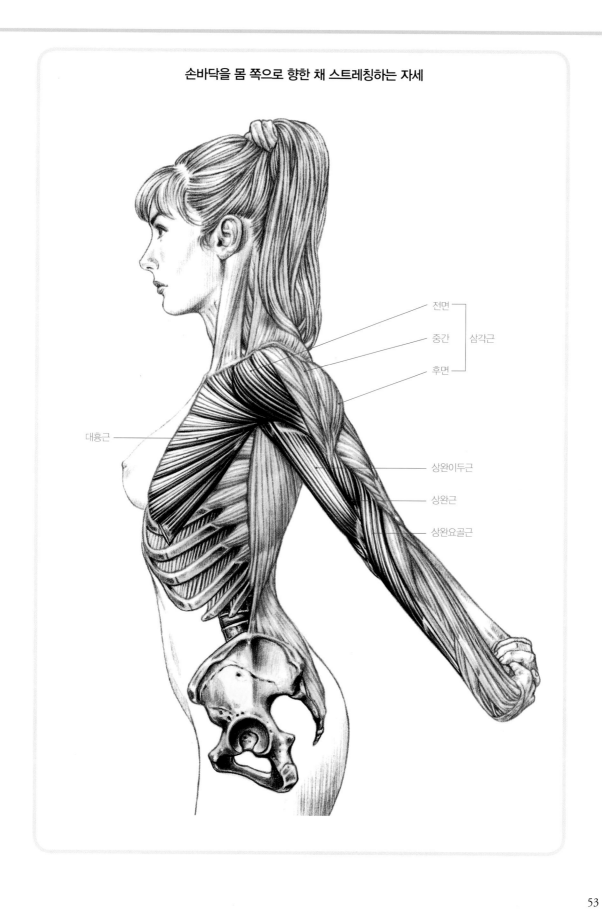

전면 ┐
중간 ├ 삼각근
후면 ┘

대흉근

상완이두근

상완근

상완요골근

의자 앞에 서서 등 뒤로 양손을 깍지 낀다. 이때 손바닥은 몸 쪽을 향한다(사진 1). 의자 등받이에 깍지 낀 손이 닿을 때까지 무릎을 굽혀 자세를 낮추고 몸을 앞으로 숙인다(사진 2). 골반을 앞으로 내밀며 천천히 움직인다(사진 3). 골반으로 앞으로 내밀수록 근육의 스트레칭 강도가 높아진다. 근육이 충분히 당겨지고 자세가 안정됐다고 느껴지면 15초에서 20초간 동작을 유지한다. 호흡을 조절하면서 무리하지 말고 천천히 부드럽게 진행해야 한다. 의자 등받이 위에 수건을 얹어 두면 손목에 가해지는 통증을 줄일 수 있다.

발을 벌리고 선다. 막대의 양끝을 잡고 머리 위로 올린다. 머리까지 올린 막대를 서서히 등 뒤로 보내 포물선을 그린다. 천천히 호흡하며 15초에서 20초간 동작을 유지한다.

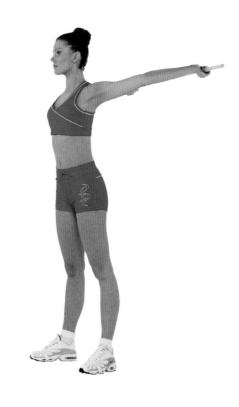

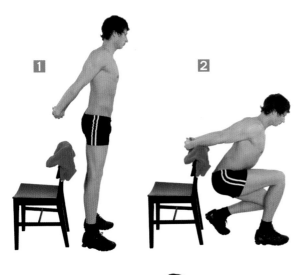

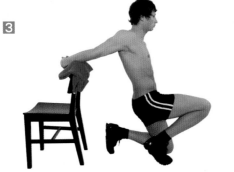

어깨 후면 스트레칭

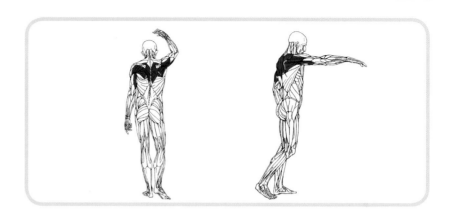

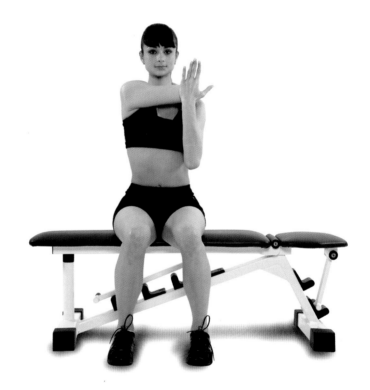

이 동작은 어깨 후면과 승모근, 능형근의 중심 부위를 유연하게 만들어 준다.

의자에 앉아 허리를 곧게 세운다. 다리는 살짝 벌리고 양발을 지면에 밀착한다. 한쪽 팔을 굽혀 반대쪽 어깨로 보낸다. 이때 팔은 가슴 위 어깨 부근에 머물고 반대쪽 손으로 이 팔의 팔꿈치를 가볍게 밀어 준다. 천천히 호흡하면서 30초에서 40초간 동작을 유지한다. 반대쪽도 같은 방법으로 반복한다.

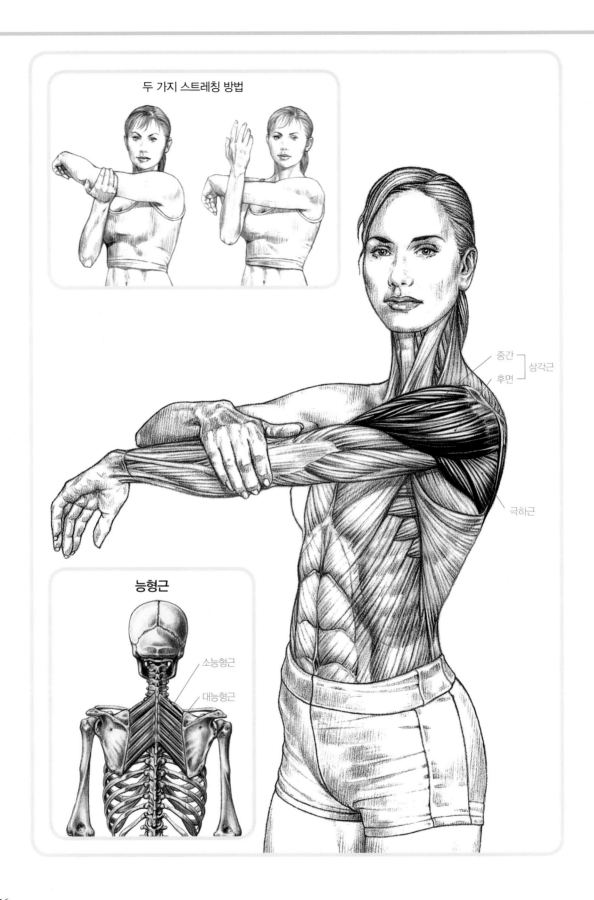

두 가지 스트레칭 방법

중간
후면
삼각근

극하근

능형근

소능형근

대능형근

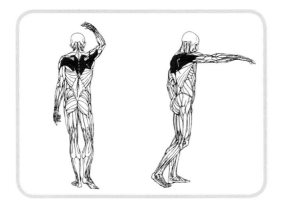

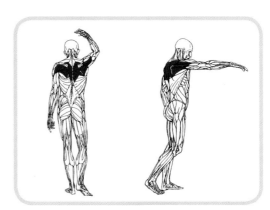

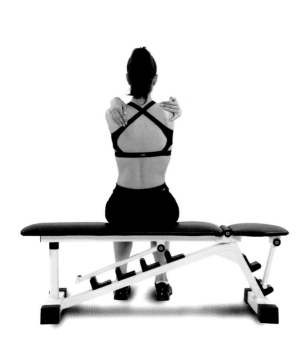

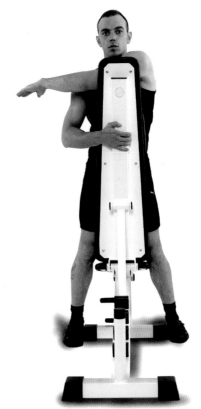

의자에 앉아 허리를 곧게 세운다. 바닥에 양발을 단단히 고정하고 자세를 유지한다. 오른손으로 왼쪽 어깨를, 왼손으로 오른쪽 어깨를 잡는다. 두 팔이 어깨와 수평을 이루도록 하며 잡은 손으로 두 어깨를 잡아당긴다. 천천히 규칙적으로 호흡하며 15초에서 20초간 동작을 유지한다.

허리를 곧게 펴고 선 다음, 오른손으로 지지대를 잡는다. 왼팔은 어깨와 수평이 되도록 오른쪽으로 쭉 뻗어 지지대에 팔을 댄다. 느리고 규칙적으로 호흡하며 어깨가 충분히 늘여질 수 있도록 이 동작을 몇 초간 유지한다. 반대쪽도 같은 방법으로 반복한다.

어깨와 삼두근 스트레칭

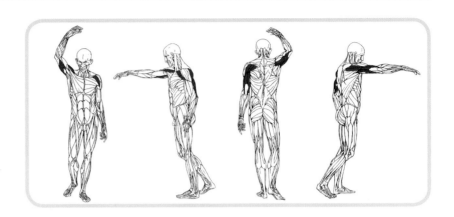

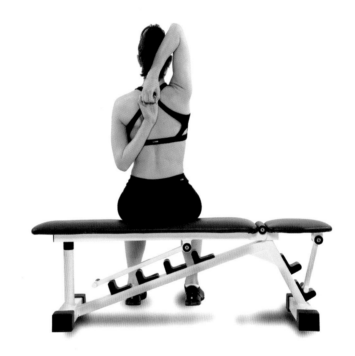

이 동작은 삼각근과 삼두근을 늘여준다.

의자에 앉아 허리를 곧게 세운다. 다리를 살짝 벌리고 양발을 바닥에 밀착한다. 한쪽 팔을 들어 머리 뒤쪽으로 꺾는다. 다른 손은 등 뒤로 보내어 위에서 꺾어 내린 손가락을 맞잡는다. 어깨가 충분히 유연해질 수 있도록 이 동작을 30초에서 50초간 유지한다. 견갑골을 조여서 몸통을 곧게 편다. 반대쪽도 같은 방법으로 반복한다.

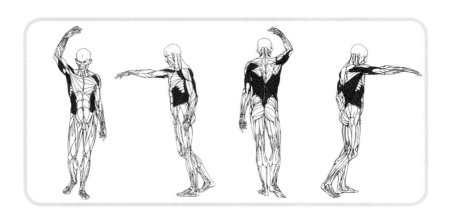

의자에 앉아 허리를 곧게 세운다. 다리를 살짝 벌리고 양발을 바닥에 밀착한다. 한쪽 팔을 들어 머리 뒤에서 팔을 꺾고, 등 뒤로 보낸 다른 손과 맞잡는다. 이 상태에서 머리 뒤에서 꺾은 팔의 반대방향으로 몸을 기울인다. 30초간 동작을 유지하고 반대쪽도 같은 방법으로 반복한다. 어깨 근육, 허리, 등의 근육을 늘리는 데 효과적이다.

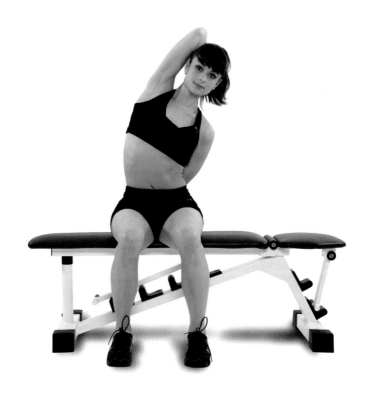

어깨와 흉근 스트레칭

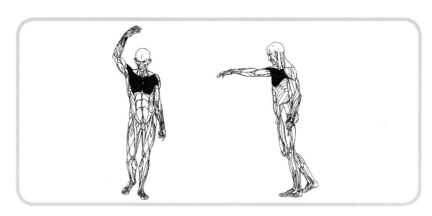

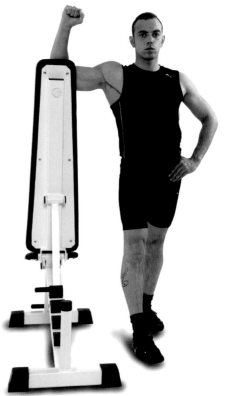

이 동작은 흉근과 어깨 전면을 늘여준다.

지지대를 오른쪽에 두고 서서 오른발을 앞으로 내민다. 왼손을 허리에 얹고 오른
손을 어깨높이로 들어 올린 다음 어깨와 직각이 되도록 구부린다. 팔꿈치를 지지
대에 대고 살짝 밀어준다. 규칙적으로 호흡하면서 20초에서 30초간 동작을 유지
한다. 반대쪽도 같은 방법으로 반복한다.

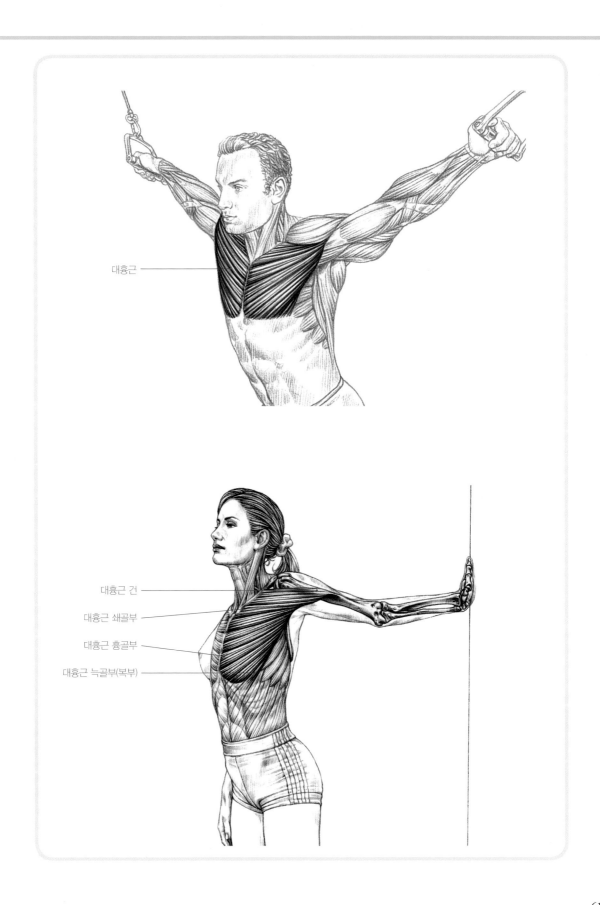

대흉근

대흉근 건
대흉근 쇄골부
대흉근 흉골부
대흉근 늑골부(복부)

61

대흉근 스트레칭

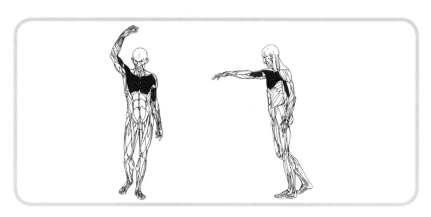

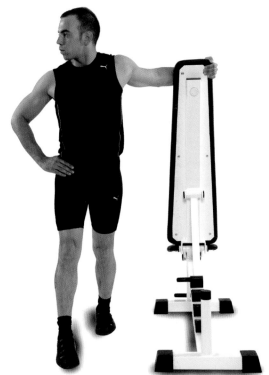

이 동작은 흉부의 모든 근육을 늘여준다.

한 발을 앞으로 내디딘 채 허리를 곧게 펴고 선다. 앞으로 내민 발 쪽의 손을 허리
에 가볍게 얹는다. 반대쪽 팔을 어깨높이로 올려 지지대를 잡는다. 머리와 몸통을
지지대 반대 방향으로 살짝 비틀어 주며 근육을 늘인다. 천천히 호흡하며 30초간
동작을 유지한다. 반대쪽도 같은 방법으로 반복한다.

지지대를 오른쪽에 두고 허리를 곧게 펴고 선다. 왼발을 앞으로 내딛고 왼손을 허리에 가볍게 얹는다. 오른팔은 옆으로 쭉 펴서 어깨높이만큼 올린다. 이때 손바닥은 정면을 향한다. 지지대에 팔을 붙인 다음, 팔 안쪽 근육이 당기는 느낌이 들 정도로 가볍게 지지대를 민다. 천천히 호흡하며 20초에서 30초간 이 동작을 유지한다. 반대쪽도 같은 방법으로 반복한다.

양발을 벌리고 선다. 목 뒤에서 양손을 깍지 끼고 배와 엉덩이를 조인다. 깍지를 낀 상태에서 팔꿈치를 뒤쪽으로 당기고 가슴 근육을 늘이면서 어깨를 풀어 준다. 천천히 호흡하며 20초에서 30초간 동작을 유지한다. 천천히 깍지를 풀어 근육을 이완시키면서 처음 자세로 돌아온다. 이 동작은 가슴 근육을 늘이는 동시에 어깨와 흉곽을 열어 주는 효과가 있다.

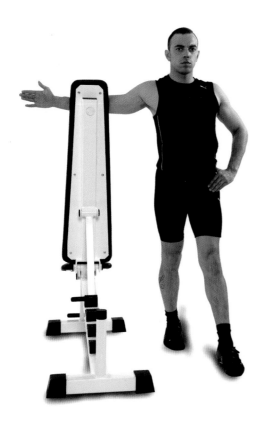

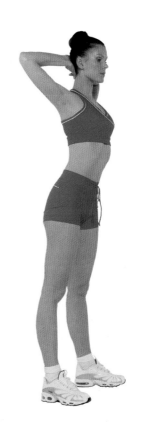

03 / 팔 근육 스트레칭

팔 근육은 우리 몸 전체의 근육 중에서 사용량과 빈도가 가장 높은 근육이다. 따라서
전문적인 스트레칭을 통해 집중적으로 단련할 필요가 있다. 이제부터 소개하는 스트
레칭을 통해 팔꿈치와 손목 관절에서 발생하기 쉬운 부상을 예방해 보자.

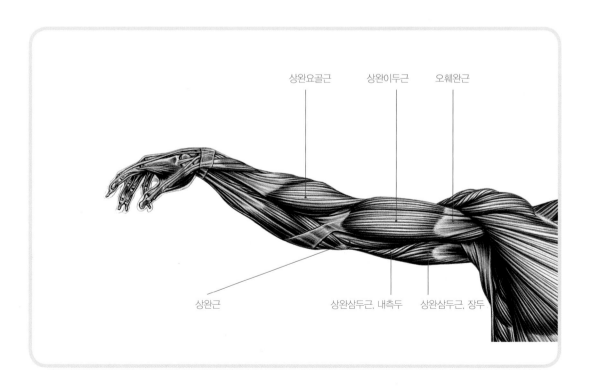

상완요골근　상완이두근　오훼완근

상완근　상완삼두근. 내측두　상완삼두근. 장두

이두근과 흉근 스트레칭

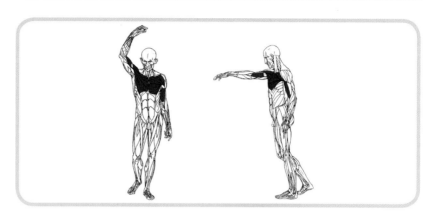

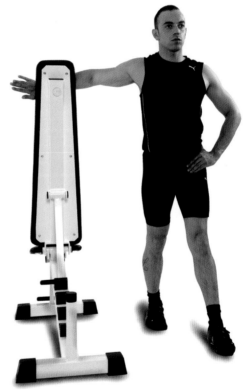

이 동작은 이두근과 흉근을 늘여준다.

지지대를 오른쪽에 두고 허리를 곧게 펴고 선다. 왼발을 앞으로 내딛고 왼손을 허리에 살짝 얹는다. 오른팔을 어깨높이만큼 옆으로 올리는데, 이때 손등이 정면을 향하도록 한다. 팔의 앞부분을 지지대에 붙이고 지지대를 가볍게 밀듯이 힘을 주어 스트레칭한다. 천천히 규칙적으로 호흡하며 30초간 동작을 유지한다. 천천히 힘을 빼고 반대쪽도 같은 방법으로 반복한다.

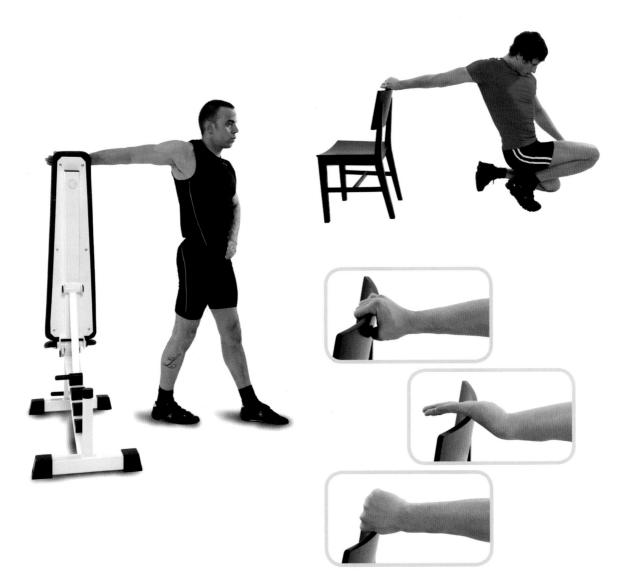

지지대를 오른쪽에 두고 선 자세에서 왼쪽으로 몸을 돌려 지지대를 등지고 선다. 왼발을 앞으로 내딛고 왼손을 허리에 얹는다. 오른팔을 어깨높이로 올린 다음 뒤로 뻗어 지지대에 손등을 댄다. 천천히 호흡하면서 30초에서 40초간 이 동작을 유지한다. 천천히 힘을 빼고 반대쪽도 같은 방법으로 반복한다.

사진과 같이 의자를 등지고 앉아 한쪽 팔을 의자 등받이 위에 놓는다. 손을 위에서 아래로 비틀면서 이두근을 구성하는 근육을 늘인다. 손목을 급하게 돌리면 부상을 입기 쉬우므로 천천히 조심스럽게 수행한다. 천천히 규칙적으로 호흡하면서 이두근을 스트레칭한다.

삼두근 스트레칭

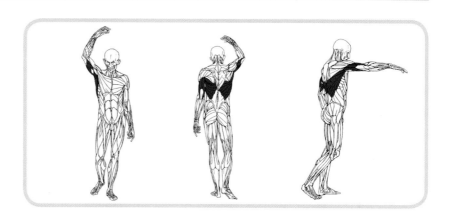

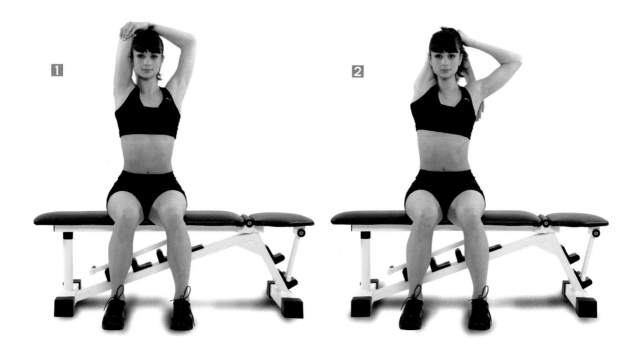

이 동작은 삼두근을 늘여준다.

의자에 앉아 양발을 바닥에 붙이고 몸의 균형을 잡는다. 한쪽 팔을 머리 위로 들어 올린 다음 등 뒤로 팔꿈치를 꺾는다. 반대쪽 손으로 꺾은 팔꿈치를 가볍게 당긴다(사진 1). 근육을 확실히 늘이기 위해 팔꿈치를 점진적으로 잡아당기면서 스트레칭한다(사진 2). 근육이 충분히 스트레칭되고 자세가 편해지면, 느리고 깊게 호흡하며 30초에서 40초간 동작을 유지한다. 반대쪽도 같은 방법으로 반복한다.

상완삼두근 해부도

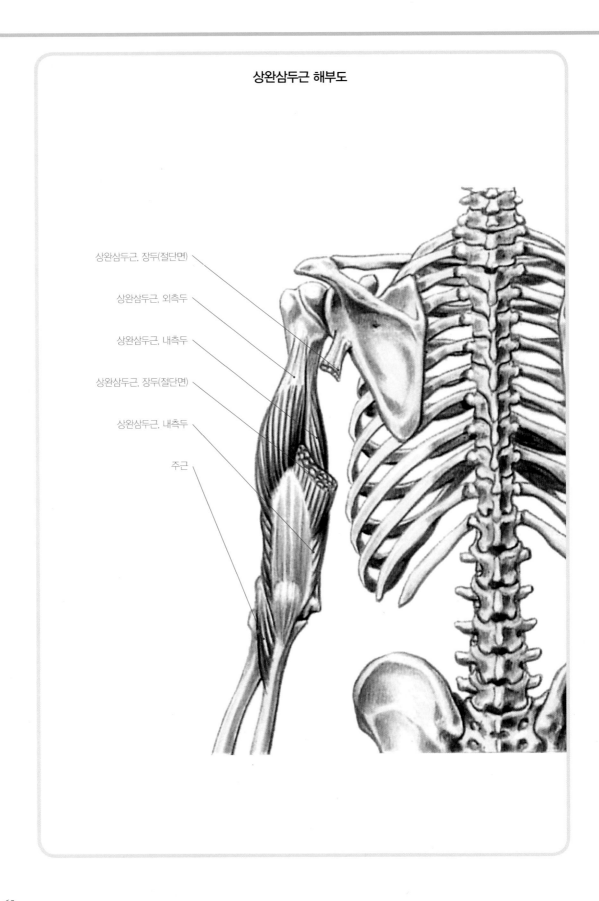

상완삼두근. 장두(절단면)

상완삼두근. 외측두

상완삼두근. 내측두

상완삼두근. 장두(절단면)

상완삼두근. 내측두

주근

의자에 앉아 양발을 바닥에 붙이고 몸의 균형을 잡
는다. 한쪽 팔을 머리 뒤에서 꺾고 반대쪽 손으로
꺾인 팔의 손목을 잡아 아래쪽으로 가볍게 잡아당
긴다. 천천히 규칙적으로 호흡하면서 손목을 조금
씩 아래로 잡아당기며 30초간 동작을 유지한다.
반대쪽도 같은 방법으로 반복한다.

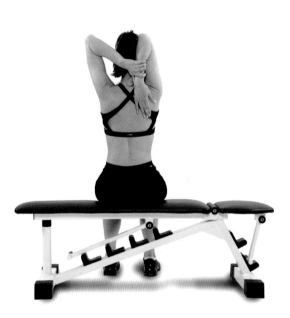

방법 ①

양발을 어깨너비로 벌린 채 허리를 곧게 펴고 선다.
팔을 들어 귀에 붙인 상태에서 머리 뒤쪽으로 꺾
는다. 반대쪽 손으로 꺾은 팔의 팔꿈치를 잡고 근
육이 늘어나는 것을 느끼면서 아래로 잡아당긴다.
천천히 호흡하면서 30초간 동작을 유지한다.

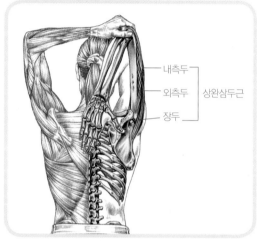

방법 ②

팔꿈치를 머리 위에서 90도로 꺾은 다음 반대쪽
손으로 꺾은 팔의 손목을 잡아당긴다. 힘을 주지
않고 자연스럽게 자세를 유지한다.

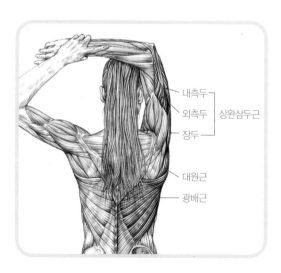

팔 앞부분의 굴근 스트레칭

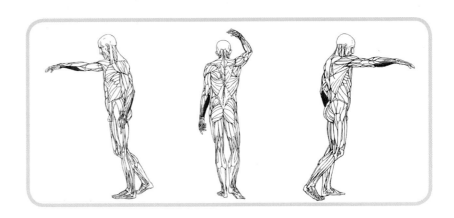

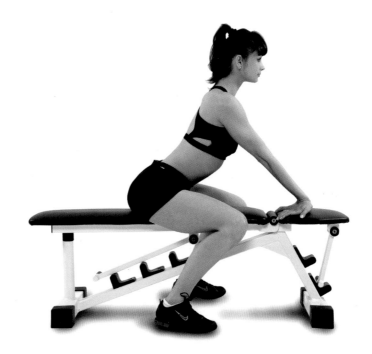

이 동작은 팔 앞부분의 굴근을 늘여준다.

의자에 기마자세로 앉아 앞으로 몸을 살짝 기울인다. 양발을 바닥에 안정적으로
붙이고 손가락이 몸 쪽을 향하도록 손목을 꺾어 의자에 붙인다. 천천히 호흡하면
서 30초간 동작을 유지한다.

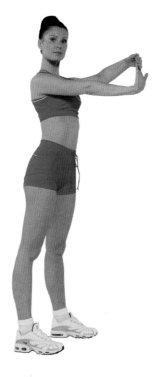

회외근   장장근   요측수근굴근

척측수근굴근

허리를 곧게 펴고 양발을 어깨너비로 벌려 선다. 한쪽 팔을 어깨높이만큼 앞으로 올리고 손목을 꺾어 손가락을 위쪽으로 향하게 한다. 반대쪽 손으로 꺾은 손가락을 잡고 팔꿈치를 구부리지 않은 채 손가락을 가볍게 잡아당긴다. 팔의 앞부분 내측 근육을 스트레칭하면서 천천히 호흡하며 15초에서 20초간 유지한다. 반대쪽도 같은 방법으로 반복하여 팔의 앞부분과 손목을 늘여준다.

한쪽 팔을 어깨높이까지 앞으로 올린다. 손목을 몸 쪽으로 꺾어 손등이 몸을 향하게 만든다. 손가락은 팔과 수평을 유지해야 한다. 반대쪽 손으로 손가락을 맞잡고 몸 쪽으로 잡아당기고, 잡힌 손바닥은 바깥으로 밀어내듯 힘을 준다. 천천히 규칙적으로 호흡하면서 30초간 동작을 유지한다. 반대쪽도 같은 방법으로 반복하여 팔 앞쪽 근육을 늘여준다.

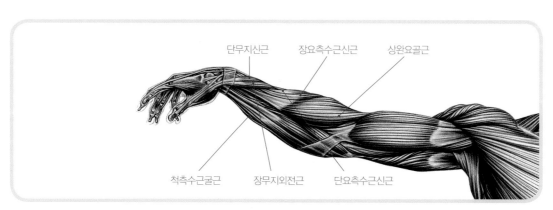

단무지신근   장요측수근신근   상완요골근

척측수근굴근   장무지외전근   단요측수근신근

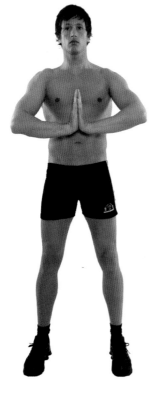

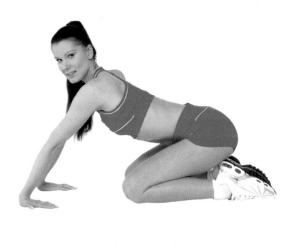

허리를 곧게 펴고 양발을 어깨너비로 벌려 선다. 양손을 가슴 높이에서 가지런히 모으고 손가락이 하늘을 바라보도록 자세를 잡아 굴근을 늘여준다. 천천히 규칙적으로 호흡하며 30초간 동작을 유지한다.

바닥에 무릎을 꿇고 앉는다. 양다리를 붙이고 엉덩이 아래에 발뒤꿈치를 모은다. 상체를 앞으로 기울이고 손바닥 전체를 지면에 밀착시킨다. 이때 팔을 쭉 펴고 손가락은 몸 쪽을 향하게 한다. 숨을 내쉬면서 복부를 긴장시키고 손바닥을 살짝 누른다. 천천히 규칙적으로 호흡하면서 30초간 동작을 유지한 후 이완한다. 이 동작은 팔의 앞부분과 손목 근육을 늘여준다.

팔 앞부분의 신근 스트레칭

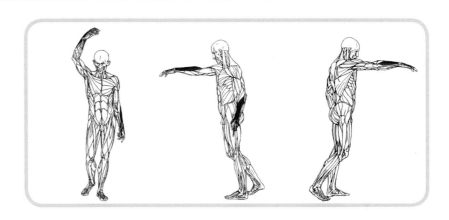

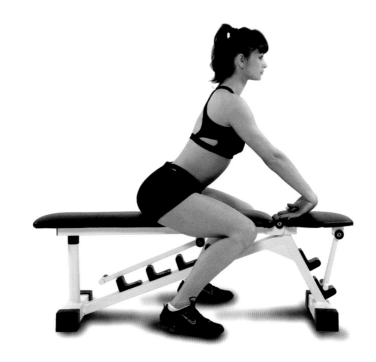

이 동작은 팔 앞부분의 신근을 늘여준다.

기마자세로 의자에 앉는다. 양발을 지면에 밀착한 채 상체를 앞쪽으로 기울인다. 손등을 의자 표면과 마주 보게 하여 손가락이 몸 안쪽을 향하도록 한다. 손등이 지면에 닿도록 서서히 팔을 밀어준다. 천천히 규칙적으로 호흡하면서 30초간 동작을 유지한다.

선 자세에서 손가락을 아래로 보내는 동작

선 자세에서 손가락을 수직 방향으로 당기는 동작

허리를 곧게 펴고 양발을 어깨너비로 벌려 선다. 가슴 높이에서 손가락이 아래쪽을 향하도록 두 손 등을 모아 신근을 늘여준다. 천천히 규칙적으로 호흡하면서 30초간 동작을 유지한다.

한쪽 팔을 어깨높이만큼 앞으로 들어 올린다. 손 바닥이 몸 쪽으로 향하고 손가락은 바닥을 향하도 록 손목을 꺾는다. 반대쪽 손으로 꺾은 손을 아래로 가볍게 잡아당겨 팔 앞부분의 근육을 늘여준다. 이때 팔꿈치가 구부러지지 않도록 주의한다. 천천히 규칙적으로 호흡하며 15초에서 20초간 이 동작을 유지한다. 반대쪽도 같은 방법으로 반복한다. 이 동작은 손목의 신근을 늘여준다.

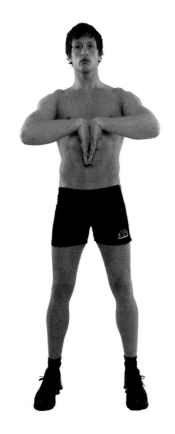

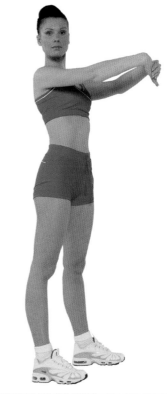

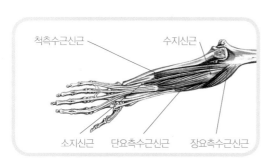

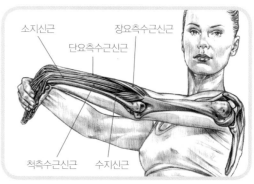

몸통 측면 굴근 스트레칭

몸을 양쪽으로 움직이는 데 관여하는 근육들은 우리 몸에서 매우 중요한 역할을 한다. 특히 몸통의 측면 굴근은 척추를 지지하며 요추가 움직이는 것에 관여하고, 이것을 보호한다. 척추는 부상을 입기 쉬운 데다 통증이나 운동 장애에 자주 노출되는 부위이므로 스트레칭을 통해 측면 굴근을 단련시켜 부상이나 통증을 미연에 방지하는 것이 좋다.

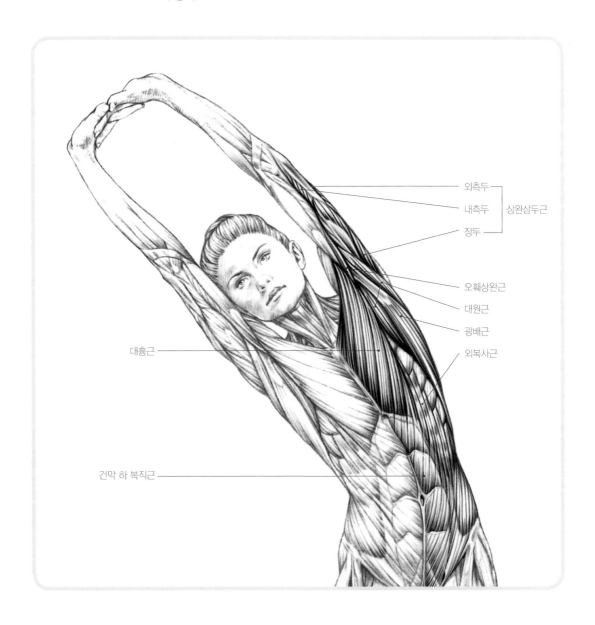

외측두
내측두 ┐ 상완삼두근
장두

오훼상완근
대원근
광배근
외복사근

대흉근

건막 하 복직근

몸통 측면 굴근 스트레칭

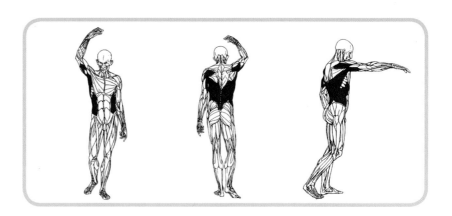

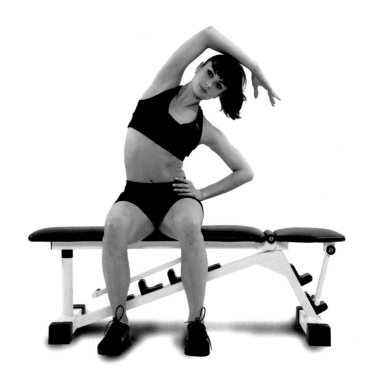

이 동작은 허리 근육을 늘여준다.

허리를 곧게 펴고 의자에 앉는다. 스트레칭을 하는 동안 하체가 움직이지 않도록 엉덩이 근육을 긴장시킨다. 왼손을 허리에 두고 오른팔을 머리 위로 구부린다. 몸통을 왼쪽으로 가볍게 기울이며 어깨와 허리, 옆구리를 충분히 늘인다. 규칙적으로 호흡하면서 이 동작을 20초간 유지한다. 반대쪽도 같은 방법으로 반복한다.

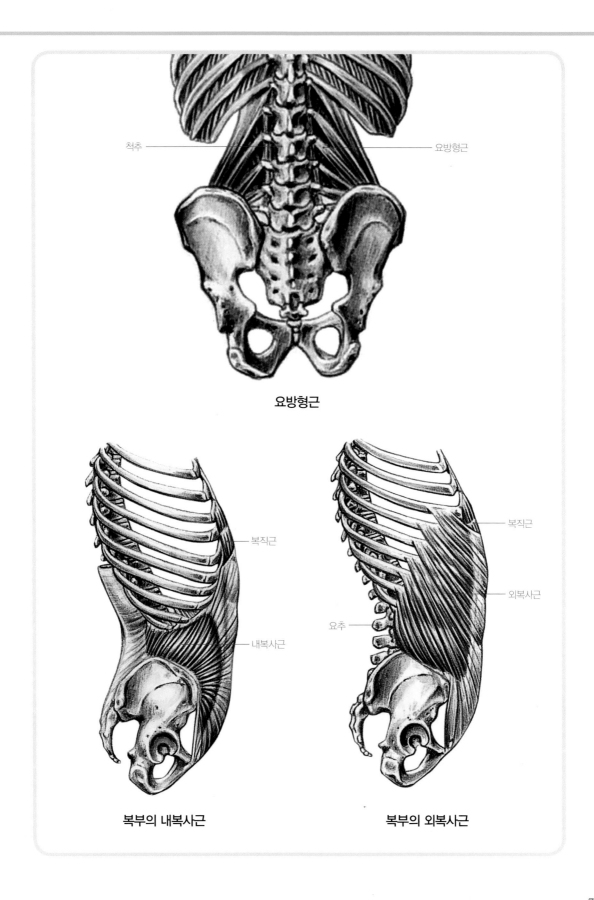

척추

요방형근

요방형근

복직근

내복사근

복부의 내복사근

복직근

외복사근

요추

복부의 외복사근

몸통 측면 굴근과 배근 스트레칭

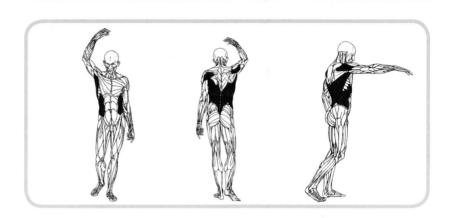

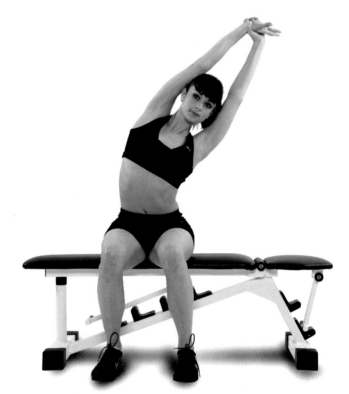

이 동작은 허리와 등 근육을 늘여준다.

허리를 곧게 펴고 의자에 앉아 양발을 지면에 밀착한다. 양손을 머리 위로 올려 교차하듯 한쪽 손으로 나머지 손을 잡는다. 잡고 있는 손 방향으로 몸을 기울여 허리와 등 근육을 동시에 늘인다. 규칙적으로 호흡하면서 30초간 동작을 유지한다. 반대쪽도 같은 방법으로 반복한다.

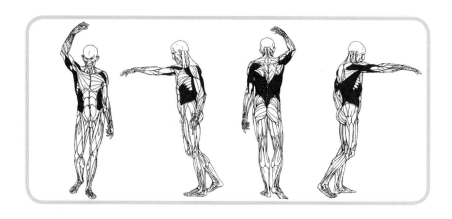

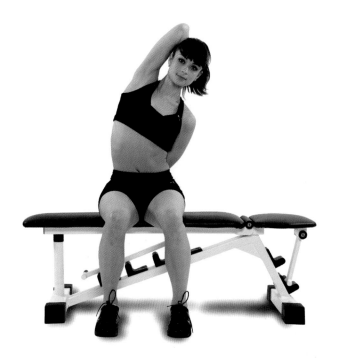

허리를 곧게 펴고 의자에 앉아 양발을 지면에 밀착한다. 한쪽 팔은 어깨에서 머리 뒤로 꺾고, 반대쪽 팔은 등 뒤에서 허리 높이를 유지한다. 등 뒤에서 두 손을 맞잡고, 내려 꺾은 팔 쪽으로 몸통을 기울인다. 이두근을 귀 뒤에 붙여서 몸통을 기울일 때 삼각근이 흔들리지 않게 한다. 스트레칭을 하는 동안 규칙적으로 호흡한다. 30초간 동작을 유지하고 반대쪽도 같은 방법으로 반복한다. 어깨뿐만 아니라 허리와 등을 유연하게 만들어 주는 스트레칭이다.

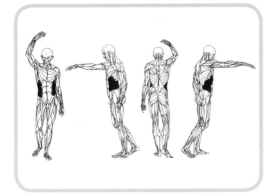

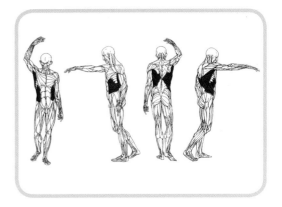

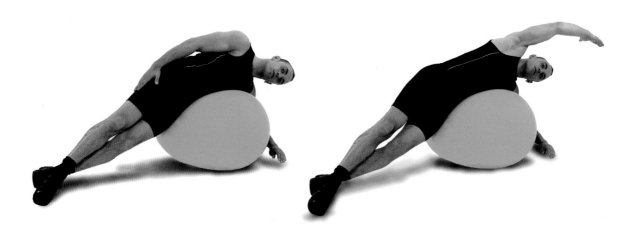

짐볼 위에 옆으로 누운 다음 다리를 곧게 펴 발을 지면에 둔다. 한 손으로 바닥을 짚어 몸이 짐볼에서 떨어지지 않게 균형을 잡는다. 반대쪽 팔은 몸에 붙인 채 규칙적으로 호흡하면서 30초간 동작을 유지한다. 반대쪽도 같은 방법으로 반복한다.

짐볼 위에 옆으로 누운 다음 다리를 곧게 펴 발을 지면에 둔다. 한 손으로 바닥을 짚어 몸이 짐볼에서 떨어지지 않게 균형을 잡는다. 규칙적으로 호흡하면서 반대쪽 손을 들어 머리 위로 자연스럽게 뻗은 채 30초간 동작을 유지한다. 반대쪽도 같은 방법으로 반복한다. 복사근과 요방형근을 자극하는 스트레칭이다.

선 자세에서 팔을 당기는 동작

허리를 곧게 펴고 양발을 어깨너비로 벌려 선다. 한쪽 손은 허리에 두고 반대쪽 팔을 하늘로 곧게 뻗는다. 이 상태에서 허리를 잡은 손 방향으로 상체를 기울인다. 규칙적으로 호흡하면서 15초에서 20초간 동작을 유지한다. 팔을 바꿔 스트레칭한다.

선 자세로 양 옆구리를 이용하는 동작

허리를 곧게 펴고 양발을 어깨너비로 벌려 선다. 엉덩이 근육을 긴장시키고 어깨너비에서 양발을 바깥쪽으로 15도가량 벌린다. 양팔을 들어 머리 위에서 깍지를 끼고 허리 근육을 의식하면서 몸통의 양 옆구리를 번갈아 가며 최대한 늘여준다. 허리를 늘인 채로 15초간 유지한 다음 처음 자세로 돌아와 천천히 반대쪽도 반복한다. 허리, 등, 팔을 유연하게 만들어 주는 스트레칭이다.

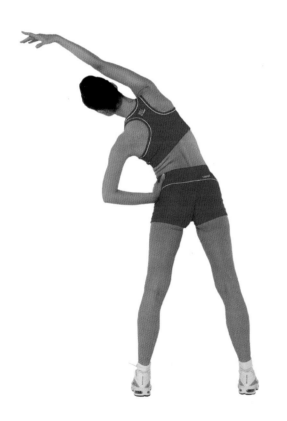

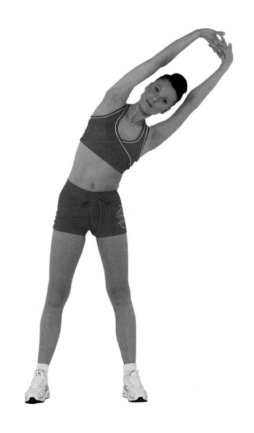

05 / 몸통 회전근 스트레칭

일반적으로 몸을 양옆으로 구부릴 때 사용하는 근육이 몸통을 회전할 때 사용하는 근육보다 더 많이 사용된다. 또한 몸통을 회전하는 움직임이 많지 않은 일반인들에게 회전근 스트레칭은 부차적인 문제가 될 수도 있을 것이다. 그러나 전문 운동선수들에게 회전근은 운동 능력에 큰 영향을 끼치고 허리 부분를 보호하는 역할까지 한다. 그러므로 의식적으로 회전근을 스트레칭해 주는 습관이 필요하다.

■ 회전근 스트레칭의 효과

회전근 스트레칭은 두 가지 중요한 효과를 발휘한다.

첫째, 운동 범위를 극대화시킨다.

둘째, 몸의 오른쪽 근육과 왼쪽 근육을 균형 있게 발달시켜 대칭을 이루는 체형을 만들어 준다. 일반적으로 우리는 몸에서 한쪽 근육만을 사용하는 경향이 있다. 예를 들어 골프를 할 때 언제나 공을 왼쪽으로 날려 보낸다. 선수 마음대로 공을 오른쪽으로 보낼 수 없다. 이렇듯 한쪽 근육만 사용하면 근육이 균형 있게 발달하지 못해 몸이 비대칭을 이루고 한쪽 근육만 통증이나 부상을 당하기가 쉽다. 이 같은 현상을 예방하기 위해 스트레칭이 필요하다.

■ 운동 능력의 향상을 위해 회전근 스트레칭이 반드시 필요한 이유

몸통 회전을 이용하여 운동하는 스포츠는 의외로 많다. 골프 선수는 골프채를 최대한 머리 위로 들어 올렸다 내리면서 발생하는 에너지로 공을 날린다. 권투 선수는 몸을 뒤로 젖혔다가 원래 위치로 되돌아오면서 주먹으로 상대방을 가격한다. 회전에 관여하는 근육을 단련하는 이유는 다음과 같다.

첫째, 힘을 발생시킨다.

둘째, 회전근은 다른 근육에 비해 상대적으로 부상이 잦기 때문에 근육을 단련하면 부상을 예방할 수 있다.

셋째, 등과 허리를 보호한다.

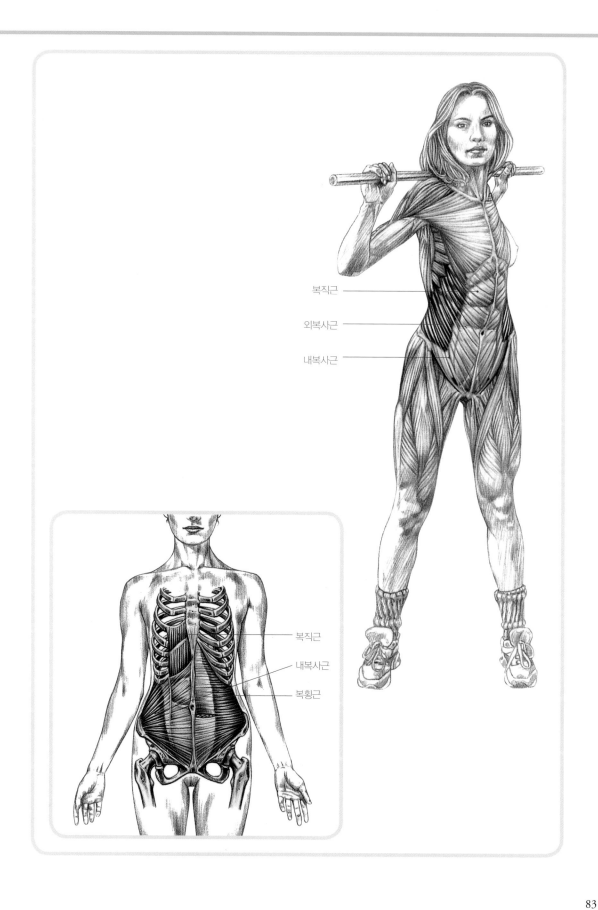

복직근

외복사근

내복사근

복직근

내복사근

복횡근

앉아서 하는 몸통 회전근 스트레칭

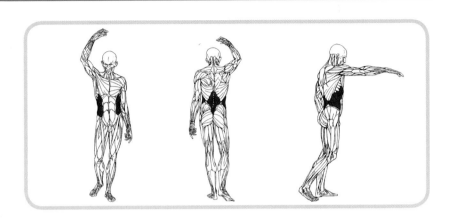

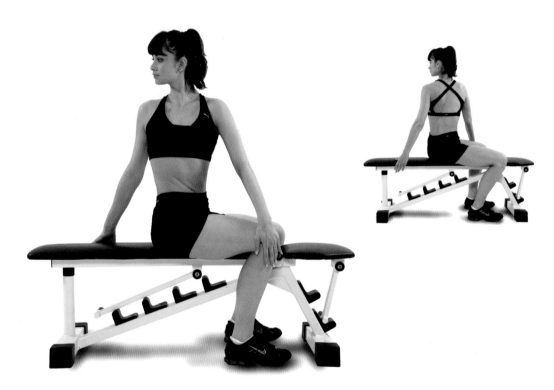

이 동작은 허리와 등 근육을 늘여준다.

의자에 기마자세로 앉는다. 다리를 직각으로 굽히고 양발을 지면에 밀착한다. 왼손을 오른발 무릎에 두고 몸통을 오른쪽으로 비틀어 돌리면서 오른손을 엉덩이 뒤로 보낸다. 시선 역시 뒤를 향한다. 허리와 등을 늘여주면서 20초간 동작을 유지한다. 반대쪽도 같은 방법으로 반복한다.

몸통 회전근과 햄스트링 스트레칭

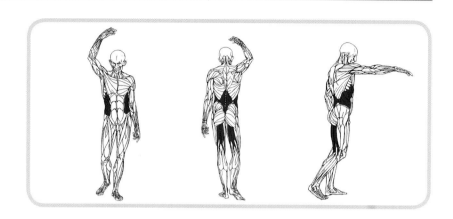

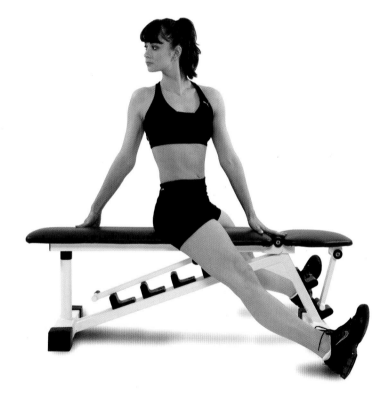

이 동작은 허리, 등, 허벅지 뒷부분의 근육을 늘여준다.

의자에 기마자세로 앉아 다리를 쭉 펴고 발뒤꿈치만 지면에 댄다. 왼손으로 몸 앞
쪽의 의자 표면을 짚고, 몸통을 오른쪽으로 비틀어 돌리면서 오른손을 엉덩이 뒤
쪽으로 보낸다. 시선 역시 뒤를 향한다. 허리, 등, 허벅지 뒷부분의 근육(햄스트링)
을 충분히 늘여주면서 30초간 유지한다. 반대쪽도 같은 방법으로 반복한다.

몸통 회전근 · 햄스트링 · 엉덩이 근육 스트레칭

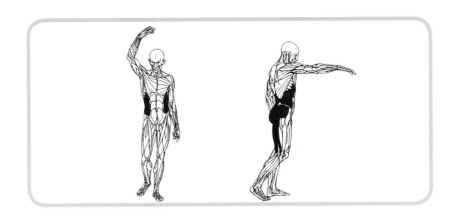

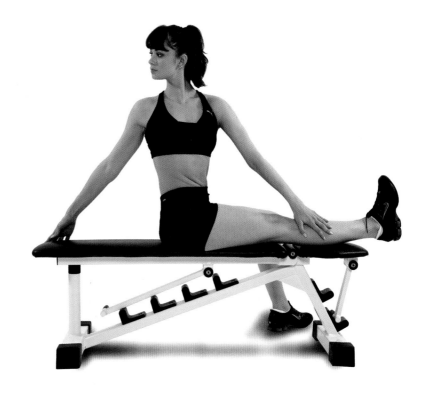

이 동작은 허리, 등, 엉덩이, 허벅지, 장딴지 근육을 늘여준다.

의자에 기마자세로 앉아 오른쪽 다리를 의자 위에 쭉 펴고 왼쪽 다리는 직각으로 굽혀 지면에 발을 밀착한다. 왼손을 오른쪽 무릎 위에 두고 몸통을 오른쪽으로 비틀면서 오른손을 몸 뒤로 보내 의자 끝을 향하게 한다. 회전 시 고개를 돌려 시선도 몸 뒤를 향한다. 규칙적으로 호흡하며 30초간 동작을 유지한다. 반대쪽도 같은 방법으로 반복한다.

앞의 동작과 시작 자세가 같다. 왼손으로 오른쪽 무릎을 잡는 대신 오른쪽 발끝을 잡는다. 앞의 동작보다 훨씬 강하게 몸통이 회전한다.

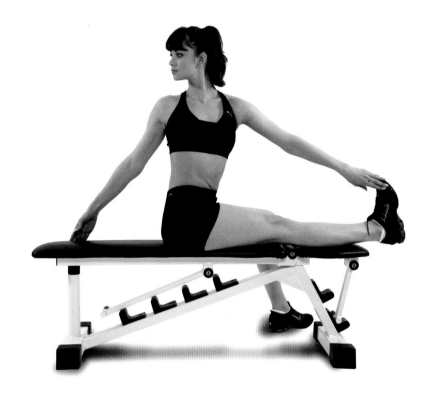

누워서 하는 몸통 회전근 스트레칭

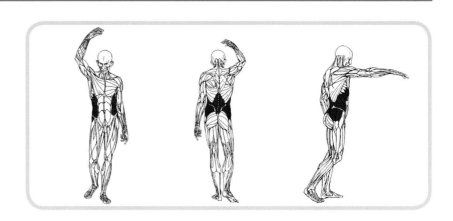

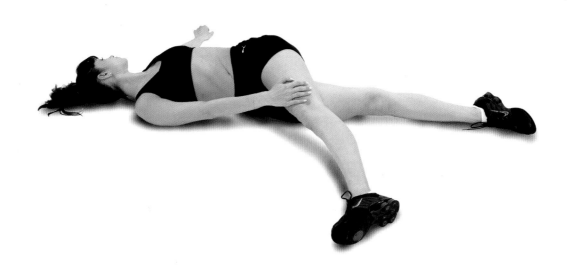

이 동작은 허리 뒷부분과 몸통 회전근을 늘여준다.

바닥에 누워 고개를 왼쪽으로 돌린다. 이때 어깨가 바닥에서 떨어지지 않게 밀착한다. 오른쪽 다리는 몸통과 일직선이 되도록 곧게 펴고 왼팔은 어깨와 수평이 되도록 옆으로 벌린다. 왼쪽 다리가 오른쪽 다리 위로 가도록 뻗어 왼쪽 발을 지면에 밀착시킨다. 이때 다리가 구부러지지 않도록 유의한다. 오른쪽 손으로 왼쪽 다리를 잡아 자세를 완성한다. 천천히 규칙적으로 호흡하면서 20초간 동작을 유지한다. 반대쪽도 같은 방법으로 반복한다.

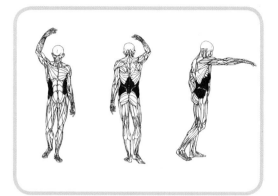

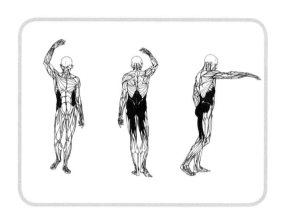

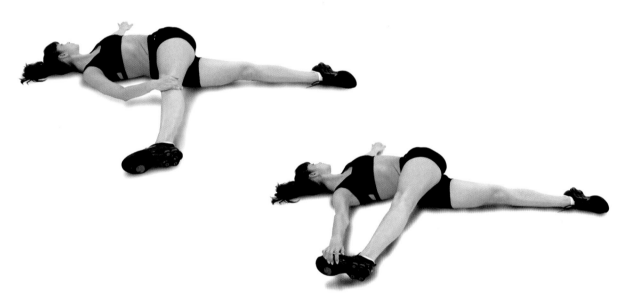

바닥에 누워 고개를 왼쪽으로 돌린다. 어깨가 바닥에서 떨어지지 않게 조심한다. 오른쪽 다리는 몸통과 일직선이 되도록 펴고 왼팔은 어깨와 수평이 되도록 옆으로 벌린다. 곧게 편 왼쪽 다리를 오른쪽 다리 위에 교차시켜 왼쪽 다리와 오른쪽 다리가 서로 직각을 이루도록 왼쪽 다리를 최대한 당기고 발이 바닥에서 떨어지지 않게 한다. 오른손으로 왼쪽 다리를 잡아 자세를 완성한다. 천천히 규칙적으로 호흡하면서 이 자세를 20초간 유지한다. 반대쪽도 같은 방법으로 반복한다.

바닥에 누워 고개를 왼쪽으로 돌린다. 어깨가 바닥에서 떨어지지 않게 조심한다. 오른쪽 다리는 몸통과 일직선이 되도록 펴고 왼팔은 어깨와 수평이 되도록 옆으로 벌린다. 곧게 편 왼쪽 다리를 오른쪽 다리 위에 올린다. 이 자세에서 왼쪽 다리를 최대한 머리 쪽으로 끌어올린 다음 오른손으로 왼쪽 발끝을 잡는다. 규칙적으로 호흡하면서 15초에서 20초간 동작을 유지한다. 이 동작을 할 때는 무리하게 힘을 가해 억지로 자세를 잡으면 안 된다. 천천히 부드럽게 스트레칭해야 함을 명심하자.

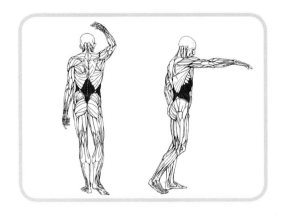

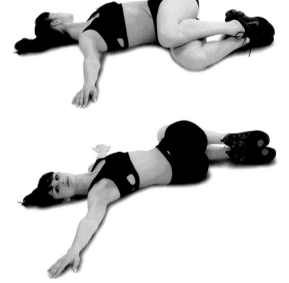

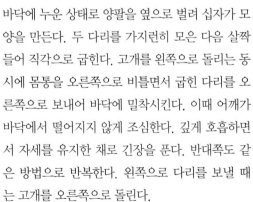

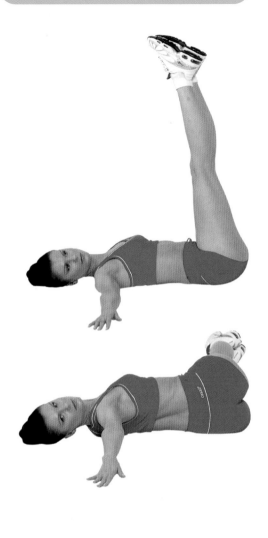

바닥에 누운 상태로 양팔을 옆으로 벌려 십자가 모양을 만든다. 두 다리를 가지런히 모은 다음 살짝 들어 직각으로 굽힌다. 고개를 왼쪽으로 돌리는 동시에 몸통을 오른쪽으로 비틀면서 굽힌 다리를 오른쪽으로 보내어 바닥에 밀착시킨다. 이때 어깨가 바닥에서 떨어지지 않게 조심한다. 깊게 호흡하면서 자세를 유지한 채로 긴장을 푼다. 반대쪽도 같은 방법으로 반복한다. 왼쪽으로 다리를 보낼 때는 고개를 오른쪽으로 돌린다.

바닥에 누운 상태로 양팔을 옆으로 벌려 십자가 모양을 만든다. 두 다리를 모아 붙이고 그대로 들어 올려 몸통과 다리가 직각이 되도록 만든다. 이때 다리가 구부러지지 않도록 유의한다. 고개를 오른쪽으로 돌리면서 모은 다리를 왼쪽으로 천천히 보내어 다리를 완전히 바닥에 붙인다. 깊게 호흡하면서 자세를 유지한 채로 긴장을 푼다. 반대쪽도 같은 방법으로 반복한다. 오른쪽으로 다리를 보낼 때는 고개를 왼쪽으로 돌린다. 무리하게 힘을 가해 억지로 자세를 취하면 안 되며, 규칙적인 호흡을 통해 근육의 긴장을 최대한 풀어 준다.

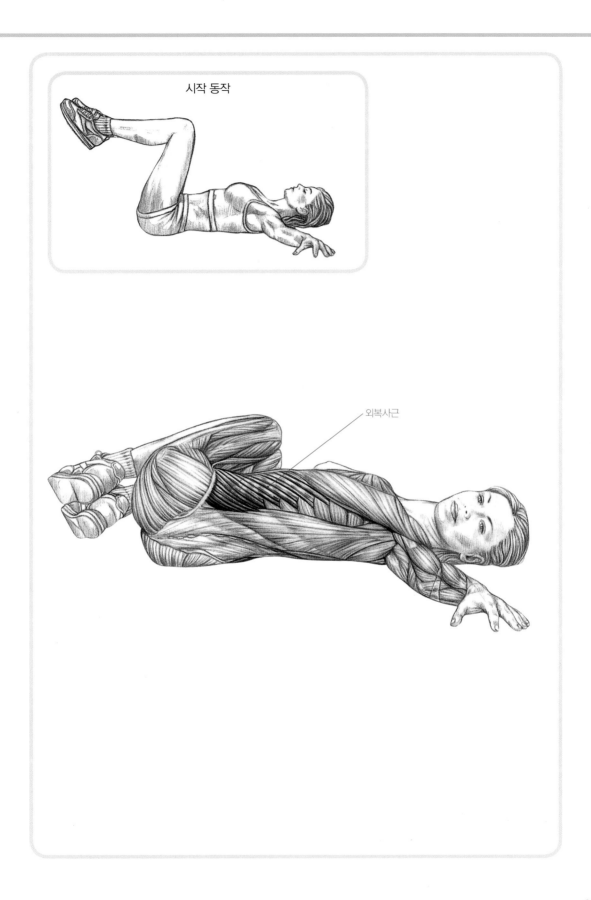

시작 동작

외복사근

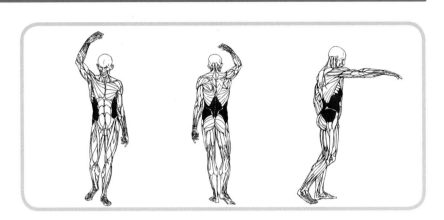

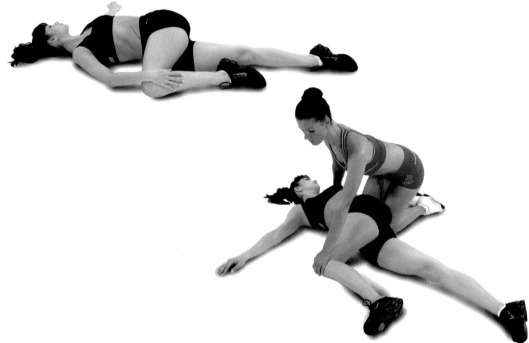

이 동작은 척추를 늘여준다.

바닥에 누워 양팔이 어깨와 수평이 되도록 옆으로 벌려 십자가 모양을 만든다. 손바닥과 지면을 맞닿게 하고 고개는 왼쪽으로 돌린다. 왼쪽 다리를 들어 직각을 만든 다음 오른쪽 다리 위로 넘겨 왼쪽 다리의 무릎과 발을 지면에 완전히 붙인다. 오른손으로 왼쪽 무릎을 가볍게 잡아 주어도 좋다. 긴장을 완화하고 척추뼈를 충분히 이완시키기 위해서는 천천히 규칙적으로 호흡하는 것이 중요하다. 이 동작을 20초간 유지하고 반대쪽도 같은 방법으로 반복한다.

파트너의 도움을 받을 수도 있다. 파트너가 당신의 왼쪽 어깨와 왼쪽 무릎을 살짝 눌러줌으로써 스트레칭의 효과를 높일 수 있다. 단, 파트너는 무리하게 힘을 주지 말고 가볍게 밀어주기만 한다.

06 등을 이완하는 스트레칭

척추는 인간의 모든 움직임을 관장한다. 특히 등의 아랫부분(요부)은 가장 심하게 혹사당하는 부분이기도 하다. 그리고 그 과정에서 척추뼈 사이에 차곡차곡 쌓여 있는 추간원판(디스크)이 중력에 의해 빠져나올 수 있다.

추간원판은 마치 스펀지와 같아서 압력이 가해지면 안에 있던 액체가 빠져나온다. 보통 "허리가 아프다"라는 말은 바로 추간원판이 탈출하는 경우를 말한다. 저녁보다 아침에 잰 키가 1~2센티미터 더 큰 것도 이 같은 이치로 설명할 수 있는데, 밤에 잠을 자기 위해 누우면 척추에 가해지는 압력이 완화되면서 디스크 안의 액체가 다시 채워지기 때문이다. 이러한 추간원판은 뼈와 뼈 사이에서 완충제 역할을 하므로 건강한 척추를 유지하는 데 반드시 필요하다.

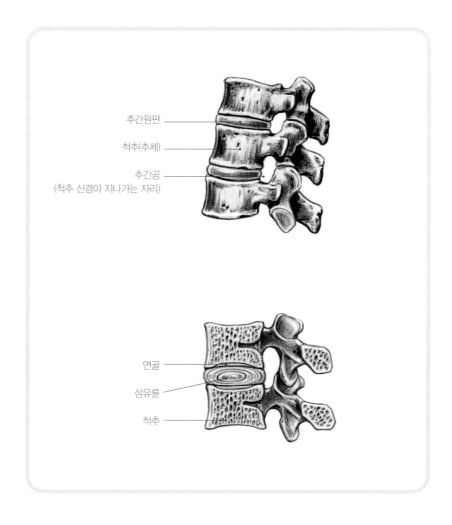

추간원판
척추(추체)
추간공
(척추 신경이 지나가는 자리)

연골
섬유륜
척추

허리 통증을 예방하는 방법

어떤 사람들은 밤에도 몸의 긴장을 풀지 못한다. 잘못된 수면 습관이 원인인 경우도 있지만, 근육을 지나치게 사용한 탓에 척추에 압력이 그대로 유지되기 때문인 경우가 많다. 그 때문에 아침에 일어나서도 피로와 통증을 계속 느끼게 된다.

허리 스트레칭은 이러한 피로와 통증을 완화시키는 효과가 있다. 스트레칭을 통해 척추를 이완하고 요추의 회복을 촉진시켜 편안하게 수면을 취할 수 있다.

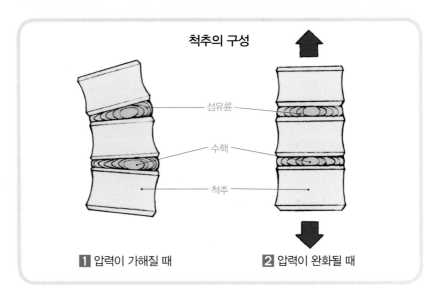

척추의 구성

섬유륜

수핵

척추

1 압력이 가해질 때   **2** 압력이 완화될 때

1 항력이 강할 경우, 추간원판이 눌리면서 수핵이 바깥쪽으로 이동하게 된다.
2 철봉에 매달려 있다고 생각해 보자. 척추뼈 사이의 작은 근육과 인대가 늘어나면서 척추뼈가 벌어지고, 추간 사이에 가해지는 압력이 감소되어 수핵은 원래 위치인 추간으로 복귀된다.

척추를 이완하자

척추에 압력이 가해지는 자세를 취하는 경우 요추를 회복시키기 위해서는 등을 이완해 주는 것이 매우 중요하다. 등에 가해지는 압력은 스트레칭을 통해 완화시킬 수 있다. 가장 간단한 스트레칭은 철봉에 30초간 매달리는 것이다. 철봉에 매달려 있는 동안 당신의 척추가 자연스럽게 이완되고 있음을 느낄 수 있을 것이다. 만약 압력이 완화되는 것을 느끼지 못한다면 그것은 당신의 요추 주위의 근육이 과도하게 긴장하고 있기 때문이다. 척추와 허리 부근의 근육은 이완 작용이 반드시 필요하다. 이제 소개할 스트레칭을 통해 조금씩 그 방법을 배워나가 보자.

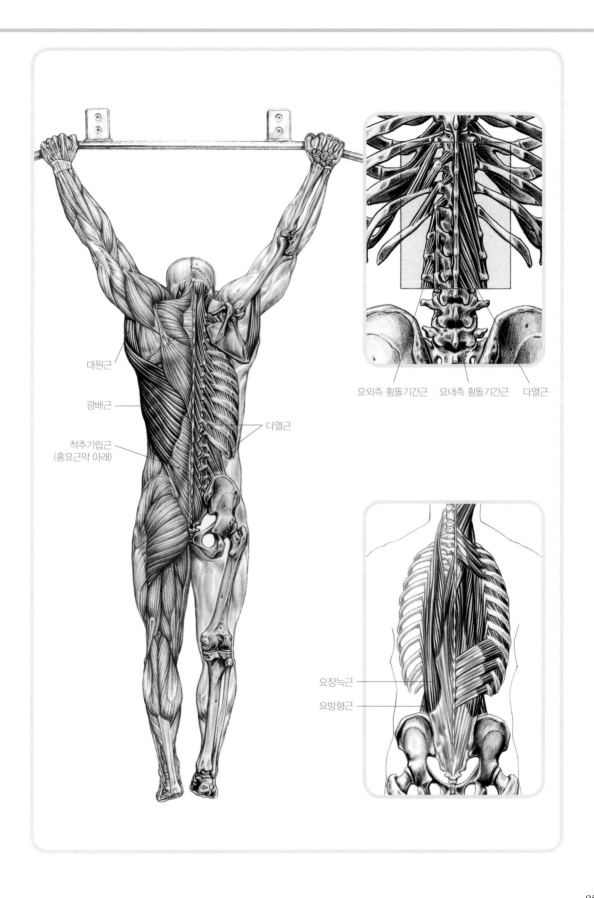

대원근

광배근

척추기립근
(흉요근막 아래)

다열근

요외측 횡돌기간근   요내측 횡돌기간근   다열근

요장늑근

요방형근

허리와 복부 스트레칭

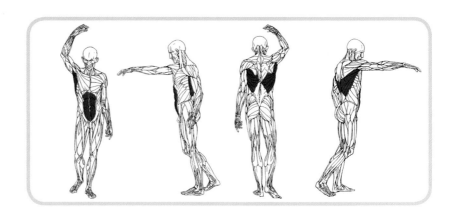

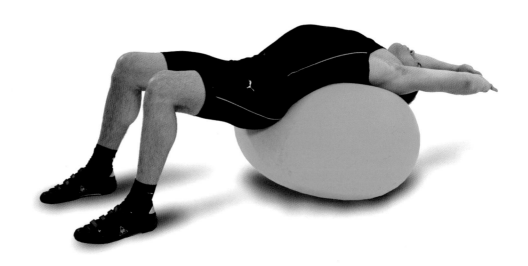

이 동작은 허리와 복부를 늘여준다.

짐볼 위에 등을 대고 누워 다리를 구부리고 양발을 바닥에 밀착하여 균형을 잡는다.
양팔을 머리 위로 쭉 뻗는다. 엉덩이를 짐볼 아래로 서서히 끌어내리면서 팔을 최
대한 뒤로 뻗어 팔, 등, 삼각근을 늘여준다. 천천히 규칙적으로 호흡하면서 30초
간 동작을 유지한다.

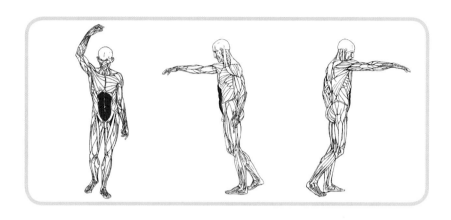

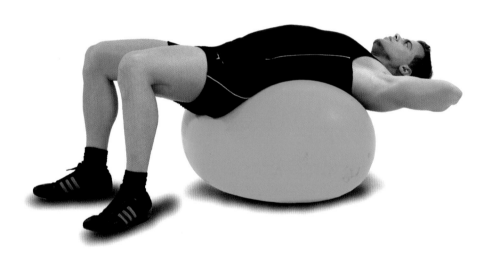

짐볼 위에 등을 대고 누워 다리를 구부리고 양발을 바닥에 밀착한다. 양손으로 목 뒤를 잡아 머리와 몸통이 직선이 되도록 한다. 등과 삼각근이 스트레칭되도록 엉덩이를 서서히 아래로 끌어내린다. 천천히 규칙적으로 호흡하면서 30초간 동작을 유지한다.

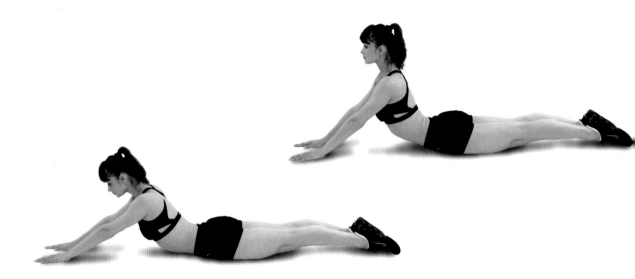

배를 바닥에 대고 엎드린 다음 양팔을 머리 위로 쭉 뻗는다. 손바닥으로 바닥을 누르면서 몸통을 부드럽게 들어 올린다. 머리를 숙이지 말고 몸통과 직선이 되게 한다. 규칙적으로 호흡하면서 30초간 동작을 유지한다.

앞에 소개한 스트레칭보다 강도가 약간 높다. 손바닥을 몸 쪽으로 살짝 끌어당긴 뒤 몸통을 최대한 들어 올려 팔과 몸통이 가능한 한 직각이 되게 한다. 이 동작은 복부를 스트레칭하는 데 매우 효과적이다.

■ 꼭 복근 스트레칭을 해야 하나요?

복근 스트레칭을 많이 한다고 배가 날씬해지는 것은 아니다. 횟수나 운동 강도를 무리하게 늘리는 것은 오히려 위험할 수 있다. 적절한 수직운동을 통하여 평평한 복부를 유지하면서 장골과 요근을 유연하게 만들어야 한다.

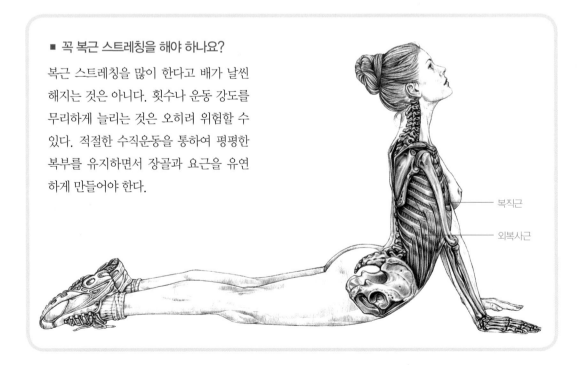

복직근

외복사근

요근 스트레칭

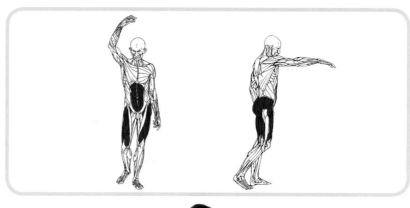

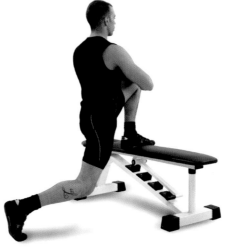

선 자세에서 무릎을 구부린 왼쪽 다리를 의자에 올리고 오른쪽 다리는 뒤로 뻗어 몸을 지탱한다. 양손은 왼쪽 무릎 위에 둔다. 몸이 기울지 않게 주의하면서 오른쪽 발뒤꿈치를 든 채로 무릎을 굽히며 몸통을 아래로 끌어내리듯 낮춘다. 규칙적으로 호흡하면서 30초간 동작을 유지한다.

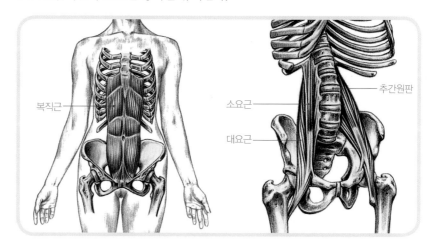

복직근

소요근

추간원판

대요근

■ 복부와 허리의 근 밸런스

바른 자세를 위해서는 배와 등 근육 그리고 척추기립근을 균형 있게 발달시키는 것이 중요하다. 이들 근육 중 어느 한 근육이 다른 근육에 비해 덜 단련되거나 더 많이 단련되는 경우 잘못된 자세가 나오게 되며, 차후에 병리학적 증상으로 발전될 수 있음을 명심해야 한다.

1 척추기립근 아랫부분의 과도한 근력이 복근의 저하된 근력과 연결되면, 과도한 척추 전굴(요추의 굴곡이 심해짐)과 복부 하수(복부의 처짐)가 유발된다. 이 같은 증상은 복벽을 강화시키는 운동을 통해 교정할 수 있다.

2 반대로 복근의 과도한 근력이 척추기립근(특히 상부 근육인 흉극근, 흉최장근, 흉장늑근)의 이완과 연결되면 척주후만증(척수가 거북의 등처럼 굽어서 펴지지 않는 병)을 유발한다. 이는 척추기립근을 단련하는 스트레칭을 통해 완화될 수 있다.

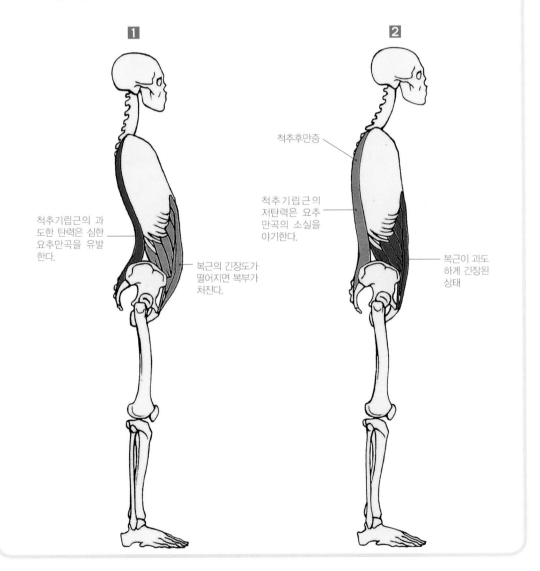

1

2

척추후만증

척추기립근의 과도한 탄력은 심한 요추만곡을 유발한다.

척추기립근의 저탄력은 요추 만곡의 소실을 야기한다.

복근의 긴장도가 떨어지면 복부가 처진다.

복근이 과도하게 긴장된 상태

허리 스트레칭

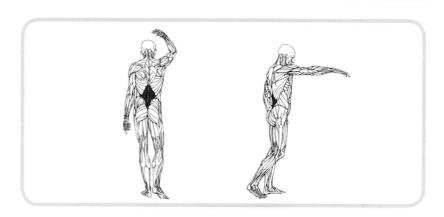

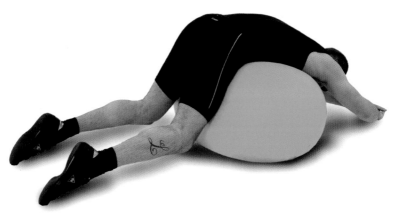

이 동작은 등과 허리 근육을 늘여준다.

무릎을 자연스럽게 구부리고 짐볼 위에 엎드린다. 양팔은 편안하게 뻗어 손바닥
을 바닥에 둔다. 등의 긴장을 풀고 어깨를 유연하게 만들기 위해서는 30초간 동작
을 유지해야 한다. 동작을 하는 동안 천천히 규칙적으로 호흡하는 것을 잊지 말자.

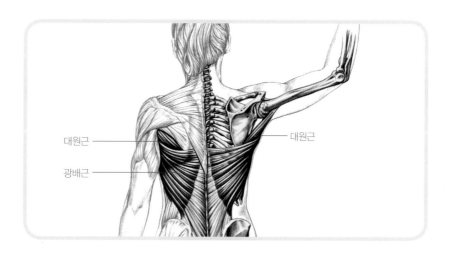

허리과 둔근 스트레칭

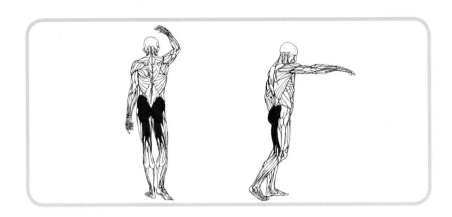

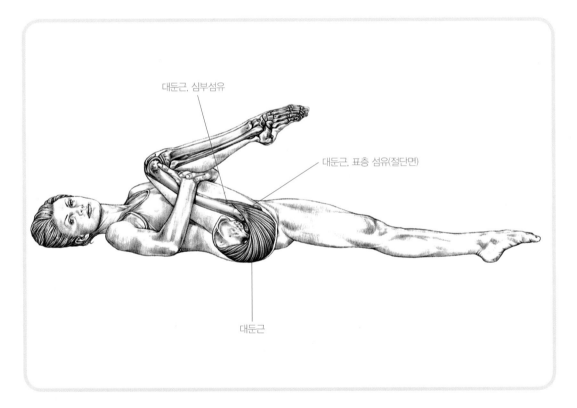

이 동작은 등허리를 유연하게 해주고 둔근을 늘여준다.

등을 대고 바닥에 누워 허리를 곧게 편다. 한쪽 다리는 쭉 펴 바닥에 붙이고 반대
쪽 다리는 구부린다. 구부린 다리의 접힌 부분 안으로 양손을 넣어 잡고 허벅지가
가슴에 닿을 때까지 충분히 당겨준다. 천천히 규칙적으로 호흡하며 30초간 동작
을 유지한다. 반대쪽도 같은 방법으로 반복한다.

배근 스트레칭

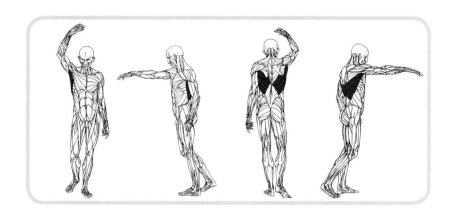

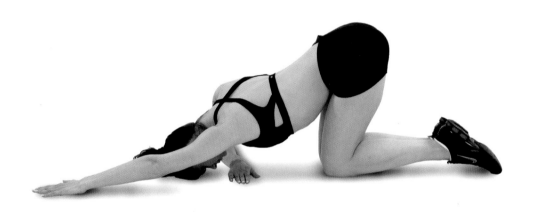

이 동작은 배근을 늘여준다.

무릎을 꿇고 앉아 상체를 앞으로 숙이고 엉덩이는 무릎과 수직선상이 되게 한다.
한쪽 팔은 앞으로 쭉 뻗어 몸통과 직선을 이루게 하고 반대쪽 팔은 몸 안쪽으로
꺾어 가슴 위치에 둔다. 이때 손바닥을 바닥에 밀착시킨다. 근육이 최대한 스트레
칭될 수 있도록 규칙적으로 호흡하면서 30초간 동작을 유지한다.

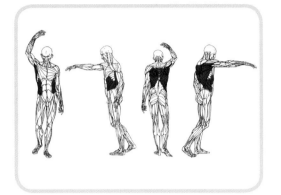

허리를 곧게 펴고 양발을 어깨너비로 벌려 선다. 양팔을 머리 위로 들어 올려 손바닥이 하늘을 향하도록 깍지를 낀다. 이 상태로 목과 팔이 몸통과 직선이 되도록 유지하며 한쪽으로 몸을 기울인다. 천천히 규칙적으로 호흡하면서 30초간 동작을 유지한다. 처음 자세로 돌아온 후 천천히 반대쪽도 같은 방법으로 반복한다.

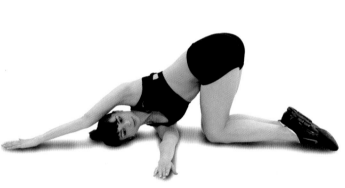

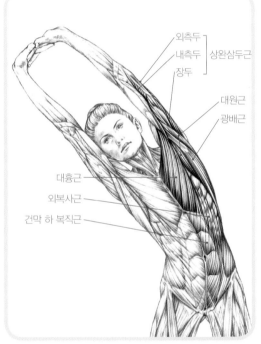

외측두
내측두ㅣ상완삼두근
장두

대원근
광배근

대흉근
외복사근
건막 하 복직근

무릎을 꿇고 앉아 상체를 앞으로 숙이고 엉덩이는 무릎과 수직선상에 있게 한다. 왼팔은 앞으로 쭉 뻗어 몸통과 직선을 이루게 하고 몸통을 왼쪽으로 비틀면서 오른팔을 몸 안쪽으로 꺾어 가슴 위치에 둔다. 이때 팔을 최대한 바깥쪽으로 내밀어 늘여준다. 규칙적으로 호흡하면서 15초에서 20초간 동작을 유지한다. 이 응용 스트레칭은 등과 회전근을 늘여준다.

바닥에 양반다리 자세로 앉아 허리를 곧게 펴고 양팔을 머리 위로 곧게 들어 올린
다. 양 손가락을 깍지 낀 다음 손목을 돌려 손바닥이 하늘을 향하도록 한다. 이 상
태에서 최대한 손바닥을 위쪽으로 밀어올린다. 규칙적으로 호흡하면서 30초간 동
작을 유지한다.

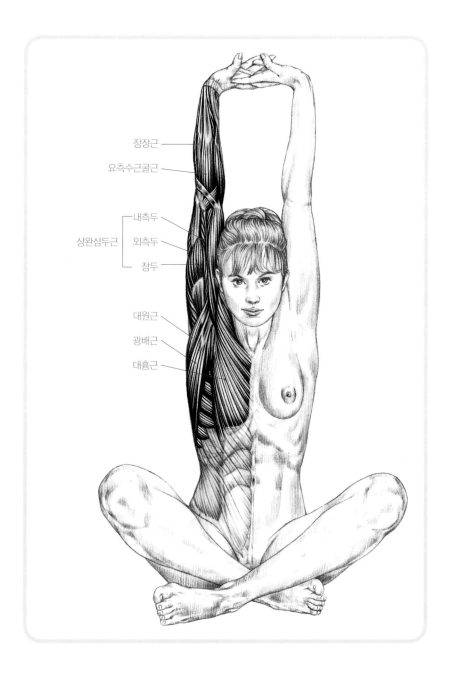

수직으로 세워진 지지대 앞에 양발을 어깨너비로 벌리고 선다. 상체를 숙이고 왼쪽 팔을 어깨높이로 들어 지지대를 잡는다. 이때 잡은 팔이 구부러지지 않도록 유의한다. 오른손으로 왼손보다 약간 높은 위치의 지지대를 잡는다. 아래로 잡은 손은 지지대를 당기고 위로 잡은 손은 지지대를 밀듯이 스트레칭한다. 천천히 호흡하면서 15초에서 20초간 동작을 유지한 뒤 긴장을 풀고, 팔을 바꿔 같은 방법으로 반복한다.

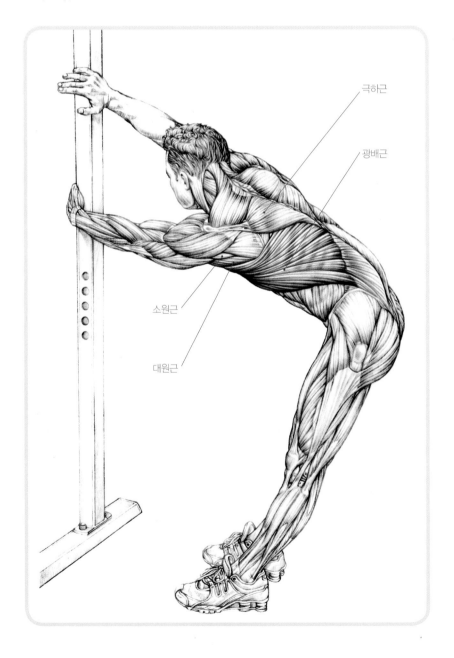

극하근

광배근

소원근

대원근

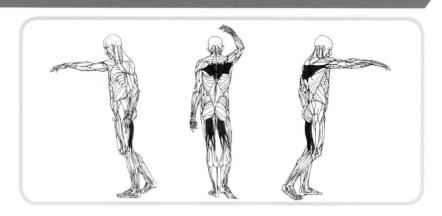

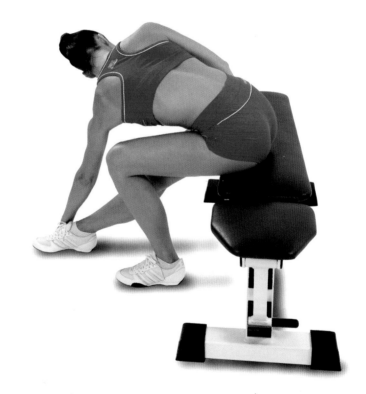

이 동작은 등과 승모근을 늘여주고 허벅지 뒷부분의 근육을 유연하게 해준다.

의자에 앉아 왼쪽 다리를 구부려 지면을 디디고 오른쪽 다리는 쭉 편 상태로 발바닥을 지면에 밀착한다. 몸을 앞으로 숙여 오른쪽으로 가볍게 비틀면서 왼손을 오른발 바깥쪽으로 가져가며 스트레칭한다. 천천히 규칙적으로 호흡하면서 등 전체를 깊숙이 늘여준다. 15초에서 20초간 동작을 유지한 다음, 반대쪽도 같은 방법으로 반복한다.

Part 03

하반신 집중 스트레칭

둔부와 허리 스트레칭

둔부와 허리가 유연해야 하는 이유

허리 주변 회전근은 요추가 적절한 굴곡을 유지하는 데 큰 역할을 한다. 따라서 이 근육이 유연하지 않으면 요추가 자연스럽게 휘어지지 못해 허리 근육이 뻣뻣해진다. 기립 자세에서 추간원판에 가해지는 압력 또한 상대적으로 강해져 부상의 위험이 커진다. 전문 운동선수에게 이 같은 현상은 심각한 문제를 야기할 수 있다. 허리 주변 회전근이 뻣뻣해지는 경우 골프와 같은 운동을 할 때 자세와 동작에 나쁜 영향을 미친다. 그러므로 전문 운동선수라면 어떻게 하면 회전근을 유연하게 만들 수 있는지에 대하여 관심을 기울여야 한다.

둔부와 대퇴부는 이러한 허리 주변 근육과 밀접한 연관이 있다. 회전근 스트레칭과 함께 실시하는 둔부와 대퇴부 스트레칭은 인구의 80% 이상이 경험한다는 요통을 예방한다. 이 같은 스트레칭은 축구, 태권도, 골프 등과 같이 강인한 체력을 요구하는 운동에서 매우 중요한 요소임에도 불구하고 그 중요성은 종종 간과된다.

⚠️ 앞으로 소개하는 스트레칭에서 중요한 것은 당신의 몸 양쪽 근육 모두를 골고루 사용하여 균형 잡힌 유연성을 길러야 한다는 것이다. 실제로 우리의 양쪽 허리와 엉덩이의 유연성은 서로 다르다. 회전근이 뻣뻣해지면 허리가 뒤틀리게 되어 부상에 노출될 위험이 커진다.

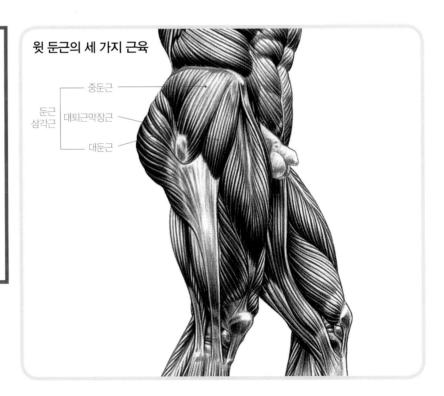

윗 둔근의 세 가지 근육

중둔근

둔근
삼각근
대퇴근막장근

대둔근

바닥에 앉아서 하는 **둔부와 허리 스트레칭**

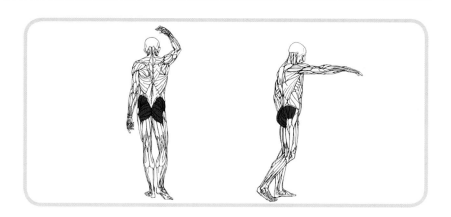

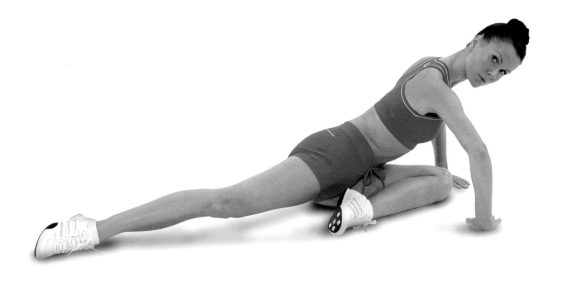

이 동작은 엉덩이와 허리 근육을 늘여준다.

바닥에 앉아 한쪽 다리를 몸 안쪽으로 접고 반대쪽 다리는 몸통과 자연스럽게 이어지도록 곧게 편다. 양손을 몸 옆에 두고 바닥에 밀착하면서 몸통을 앞으로 구부린다. 천천히 규칙적으로 호흡하면서 30초간 동작을 유지한다. 반대쪽도 같은 방법으로 반복한다.

바닥에 앉아 왼쪽 다리를 몸 안쪽으로 접고 오른쪽 다리는 몸통과 자연스럽게 이
어지도록 곧게 편다. 양손을 바닥에 포개면서, 몸통을 오른쪽으로 자연스럽게 회
전하며 앞으로 기울인다. 머리가 팔의 앞부분에 닿을 때까지 최대한 몸을 접는다.
천천히 규칙적으로 호흡하면서 30초간 동작을 유지한다. 반대쪽도 같은 방법으
로 반복한다. 이 스트레칭은 엉덩이, 허리, 등의 근육을 늘여준다.

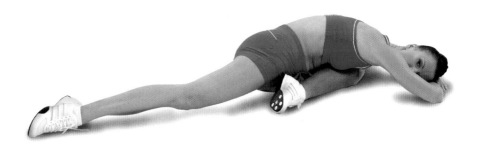

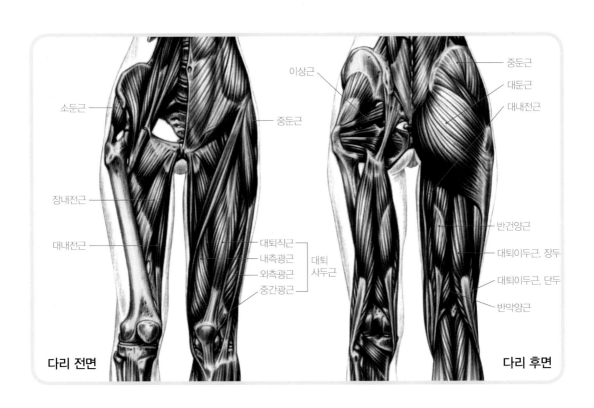

소둔근	이상근
	중둔근
장내전근	중둔근
대내전근	대둔근
	대내전근
대퇴직근	
내측광근	반건양근
외측광근 — 대퇴 사두근	대퇴이두근, 장두
중간광근	대퇴이두근, 단두
	반막양근

다리 전면 　　　　　　　　　　　　　　　　　　　　　　　　**다리 후면**

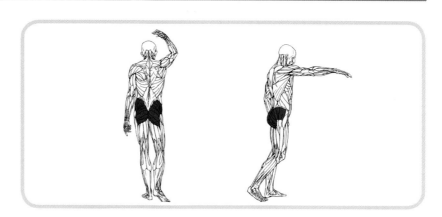

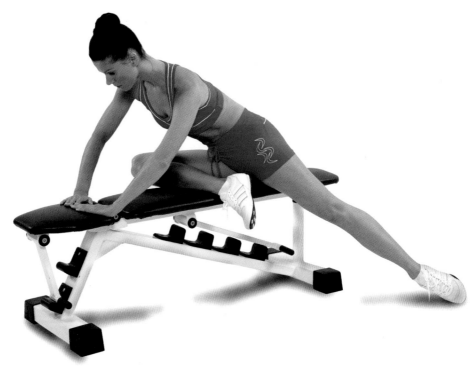

이 동작은 엉덩이 근육을 늘여준다.

한쪽 엉덩이만 의자에 걸치고, 걸친 엉덩이 쪽 다리를 몸 안쪽으로 접어 의자에 올린다. 나머지 다리는 몸통과 일직선이 되도록 뒤로 곧게 편다. 가능한 한 양팔을 구부리지 않으면서 양손을 의자 위에 올리고 몸통을 기울인다. 규칙적으로 호흡하면서 20초에서 30초간 동작을 유지한 후 반대쪽도 같은 방법으로 반복한다.

앞에 소개한 스트레칭과 시작 자세가 같다. 의자 밖으로 뻗어 내린 발끝을 바닥에 붙인다. 몸통을 의자 쪽으로 기울이면서 팔을 자연스럽게 구부려 팔의 앞부분을 의자에 붙인다. 천천히 호흡하면서 20초에서 30초간 동작을 유지한 후 반대쪽 다리도 같은 방법으로 반복한다. 이 스트레칭은 엉덩이와 허리 근육을 늘여준다.

앞의 스트레칭과 시작 자세가 동일하다. 의자 밖으로 뻗어 내린 발끝을 바닥에 붙인다. 몸통을 의자 쪽으로 기울이면서 팔을 굽히고 손과 머리가 의자에 완전히 닿을 때까지 몸을 최대한 낮춘다. 20초에서 30초간 동작을 유지한 후 반대쪽 다리도 같은 방법으로 반복한다. 엉덩이, 이상근(고관절의 중요한 고정근이며 일차적인 외회전을 담당하는 근육), 등 근육을 강력하게 늘여주는 스트레칭이다.

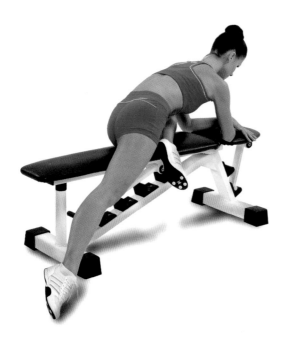

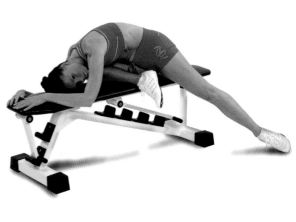

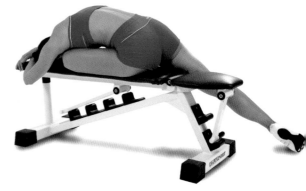

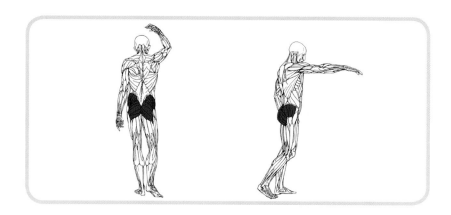

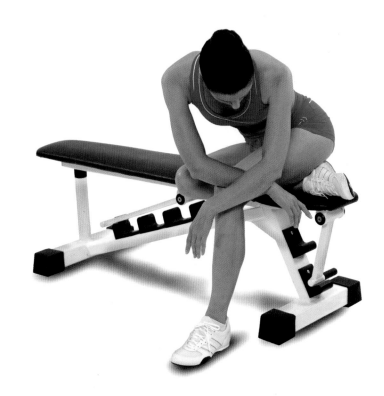

이 동작은 둔부와 허리 근육을 늘여준다.

의자에 앉아 오른쪽 다리를 접어 왼쪽 엉덩이 아래에 둔다. 왼쪽 다리는 자연스럽
게 구부려 바닥을 디딘다. 양팔을 십자가 모양으로 포개어 왼쪽 무릎 위에 둔다.
머리와 몸통이 일직선이 되도록 곧게 펴고 앞으로 서서히 몸통을 기울인다. 이 동
작을 20초에서 30초간 유지하고 반대쪽 다리도 같은 방법으로 반복한다.

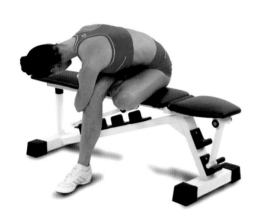

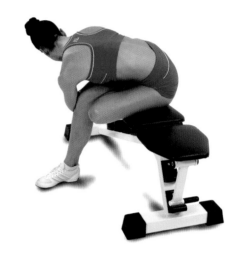

의자에 앉아 왼쪽 다리를 접어 오른쪽 엉덩이 아래에 둔다. 오른쪽 다리는 자연스럽게 구부려 바닥을 디딘다. 오른쪽 다리 방향으로 몸통을 서서히 기울이면서 머리, 엉덩이, 등과 허리가 최대한 늘여지도록 스트레칭한다. 이 동작을 20초에서 30초간 유지하고 반대쪽 다리도 같은 방법으로 반복한다.

의자에 앉아 왼쪽 다리를 접어 오른쪽 엉덩이 아래에 둔다. 오른쪽 다리는 자연스럽게 구부려 바닥을 디딘다. 오른 방향으로 몸통을 강하게 비틀면서 기울인다. 20초에서 30초간 동작을 유지하고 반대쪽 다리도 같은 방법으로 반복한다. 이 동작은 앞 동작보다 스트레칭 강도가 강하며 엉덩이, 등, 허리, 옆구리를 늘이는 효과가 있다.

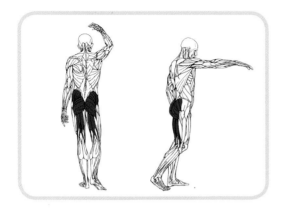

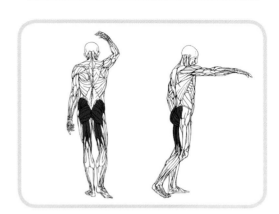

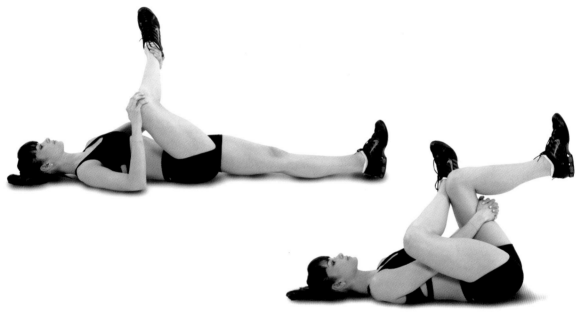

바닥에 등을 대고 눕는다. 한쪽 다리는 몸통과 일직선이 되도록 곧게 펴고 반대쪽 다리를 들어 올려 무릎을 구부리고 몸통과 다리가 직각을 이루도록 한다. 그런 다음 양손으로 굽힌 다리를 잡는다. 천천히 규칙적으로 호흡하면서 30초간 동작을 유지한 후 반대쪽도 같은 방법으로 반복한다. 이 스트레칭은 엉덩이, 허리, 허벅지 근육을 늘여준다.

바닥에 등을 대고 눕는다. 오른쪽 다리를 들어 올려 무릎을 구부리고 몸통과 다리가 직각을 이루도록 한다. 왼쪽 다리도 들어 올려 무릎을 구부린 다음 오른쪽 발목을 왼쪽 무릎에 걸친다. 양손으로 왼쪽 허벅지를 감싸 안고 느리게 호흡하며 30초간 동작을 유지한다. 반대쪽 다리도 같은 방법으로 반복한다.

02 / 둔근 스트레칭

엉덩이 근육은 일상생활에서 자주 사용되는 근육이 아니다. 상대적으로 쓰임이 적고 운동량도 많지 않기 때문에 지방이 잘 쌓이는 부위이기도 하다. 이러한 엉덩이 근육을 발달시키는 것은 결코 쉽지 않기에 아름다운 엉덩이 실루엣을 만들기 위해서는 많은 노력과 요령이 필요하다.

여기에 둔근 스트레칭은 이 두 가지 문제를 해결할 수 있는 최적의 방법을 제시한다. 탄탄하고 매력적인 엉덩이를 만들고 싶다면 다음 소개할 스트레칭을 꾸준히 실행해보자.

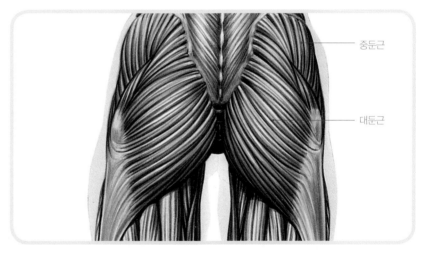

중둔근

대둔근

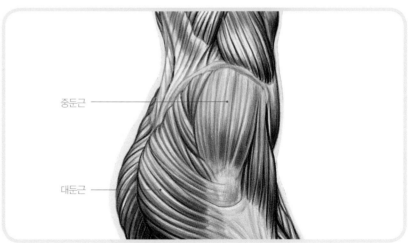

중둔근

대둔근

> ⚠ 136쪽과 151쪽에서 소개하는 햄스트링과 내전근 스트레칭은 엉덩이를 스트레칭하는 기능이 있다.

앉아서 하는 **엉덩이 스트레칭**

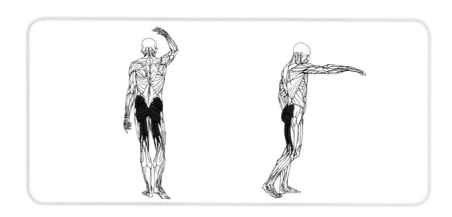

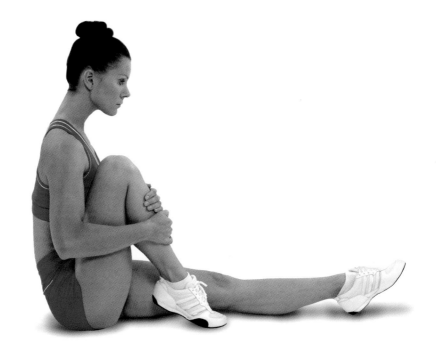

이 동작은 엉덩이와 허벅지 뒷부분을 늘여준다.

바닥에 앉아 한쪽 다리는 바닥 위에 곧게 편 후 발끝을 앞으로 뻗는다. 반대쪽 다리는 접어 발바닥을 지면에 붙인다. 접은 다리의 무릎 아래 정강이를 두 손으로 감싸고 가슴 쪽으로 최대한 끌어당긴다. 이 동작을 20초에서 40초간 유지한 후 반대쪽 다리도 같은 방법으로 반복한다.

회전을 이용하는 발전 동작

허리를 곧게 펴고 바닥에 앉는다. 왼쪽 다리를 바닥에 곧게 편 후 발끝을 앞으로
뻗는다. 오른손은 등 뒤로 보내어 체중을 싣는다. 오른쪽 다리를 접어서 왼쪽 다
리 바깥에 붙이고, 왼팔이 오른쪽 무릎 바깥과 맞닿도록 곧게 펴 왼쪽 다리에 손
을 댄다. 규칙적으로 호흡하면서 30초간 동작을 유지한다. 반대쪽도 같은 방법으
로 반복한다. 이 스트레칭은 엉덩이와 허리의 회전근을 유연하게 만들어 준다.

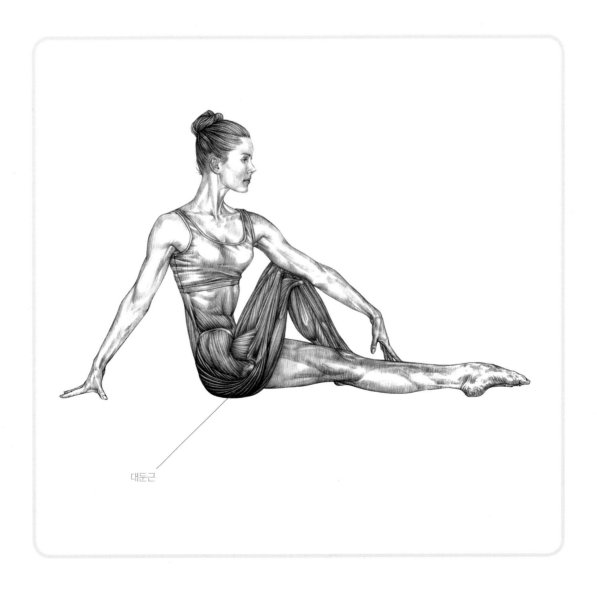

대둔근

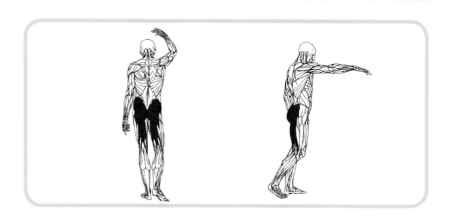

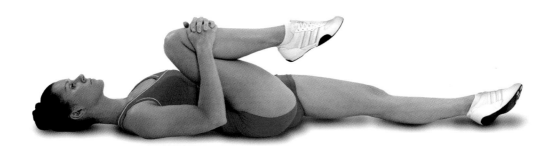

이 동작은 엉덩이와 허리를 늘이는 것뿐만 아니라 등을 이완시키는 데에도 매우 효과적이다.

다리를 쭉 펴고 등을 대고 누운 다음, 한쪽 다리를 구부려 양손으로 잡는다. 머리와 몸통이 일직선을 유지하도록 주의하면서 잡은 다리를 최대한 가슴 가까이 끌어당긴다. 규칙적으로 호흡하면서 30초간 동작을 유지한다. 반대쪽도 같은 방법으로 반복한다.

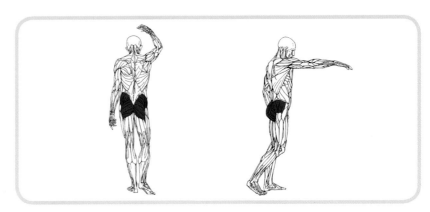

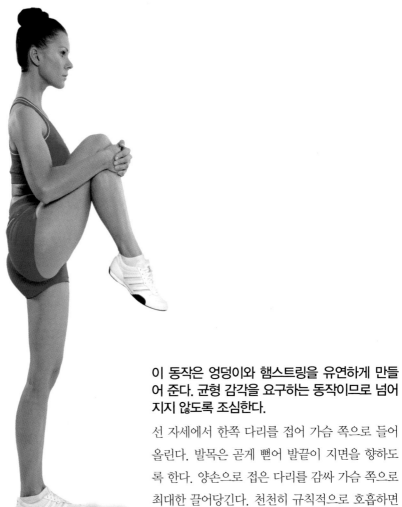

이 동작은 엉덩이와 햄스트링을 유연하게 만들어 준다. 균형 감각을 요구하는 동작이므로 넘어지지 않도록 조심한다.

선 자세에서 한쪽 다리를 접어 가슴 쪽으로 들어올린다. 발목은 곧게 뻗어 발끝이 지면을 향하도록 한다. 양손으로 접은 다리를 감싸 가슴 쪽으로 최대한 끌어당긴다. 천천히 규칙적으로 호흡하면서 30초간 동작을 유지한다.

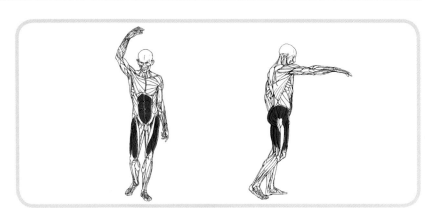

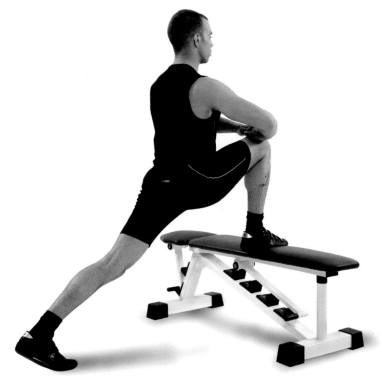

이 동작은 엉덩이와 햄스트링을 늘여주고 허리 주변의 굴근을 유연하게 만들 뿐 아니라, 균형 감각을 향상시킨다.

한쪽 다리를 굽혀 의자나 계단 위에 올리고 반대쪽 다리는 뒤로 길게 뻗는다. 다리를 뒤로 멀리 뻗을수록 스트레칭 효과는 더욱 극대화된다. 뒤로 뻗은 다리가 구부러지지 않도록 유의하면서 양쪽 허벅지를 동시에 스트레칭한다. 천천히 규칙적으로 호흡하면서 30초간 동작을 유지한다. 반대쪽도 같은 방법으로 반복한다.

오른쪽 다리를 굽혀 의자 위에 올리고 왼쪽 다리
는 뒤로 길게 뻗는다. 두 손을 오른쪽 무릎 위에
두고 몸통을 서서히 아래로 낮추면서 왼쪽 발뒤꿈
치를 들어 발끝으로 중심을 잡는다. 규칙적으로
호흡하고 허리나 목이 구부러지지 않도록 유의하
면서 30초간 동작을 유지한다. 반대쪽도 같은 방
법으로 반복한다. 뒤로 다리를 멀리 뻗을수록 스
트레칭 강도도 세진다.

왼쪽 무릎을 바닥에 꿇고 다리가 직각이 되도록 한
다. 오른쪽 다리는 직각으로 구부려 바닥을 디딘다.
양손을 모아 오른쪽 무릎 위에 둔다. 천천히 규칙
적으로 호흡하면서 30초간 동작을 유지한다. 반대
쪽도 같은 방법으로 반복한다.

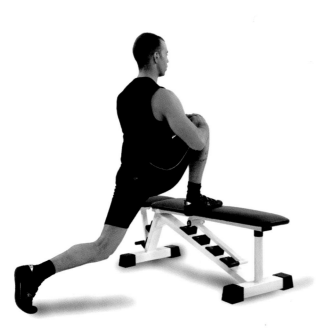

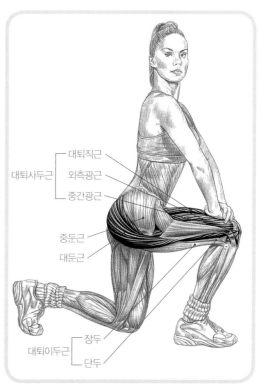

03 대퇴사두근 스트레칭

매력적인 허벅지를 만들고 싶다면 대퇴사두근을 규칙적으로 단련해야만 한다. 스트레칭을 통해 대퇴사두근을 늘여주고 단련하면 날렵한 허벅지를 만들 수 있다.

어떤 운동을 하든 최대의 운동 능력을 발휘하고 싶다면 대퇴사두근 단련이 필수적이다. 허벅지를 스트레칭하는 것은 운동하기 전 무릎뿐만 아니라 근육을 워밍업시켜주는 매우 중요한 단계이기 때문이다. 운동을 마친 후 실시하는 허벅지 스트레칭 또한 근육의 회복을 촉진하고 근육통을 예방하는 효과가 있다.

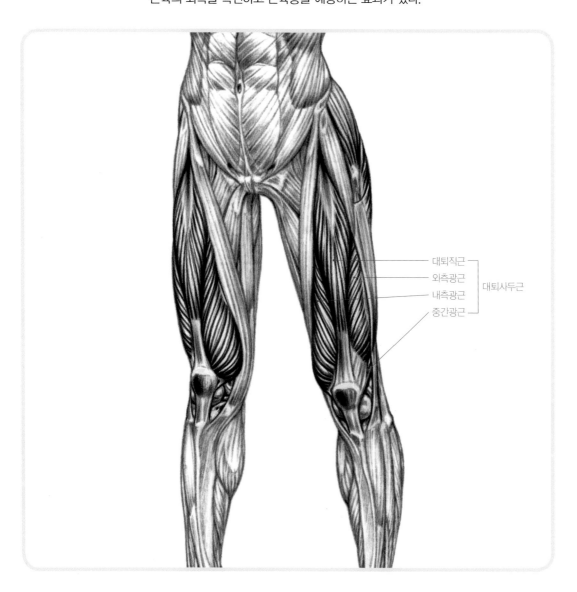

대퇴직근
외측광근
내측광근   대퇴사두근
중간광근

■ 무릎 통증을 예방하는 방법

우리는 일상생활이나 운동을 하면서 드물지 않게 무릎의 통증을 느낀다. 무릎 통증은 운동 수행 능력에도 여러 가지 영향을 미치는데, 특히 구기 종목이나 마라톤, 태권도, 사이클 등과 같은 운동에서 무릎의 역할은 매우 중요하다. 이러한 무릎 통증은 다음과 같이 장력이 불균형적으로 작용할 경우 악화될 수 있다.

• 햄스트링과 대퇴사두근의 영향을 받는 반월판에 가해지는 장력의 크기가 서로 다를 때
• 대퇴사두근을 이루는 각각의 근육에 가해지는 장력의 크기가 서로 다를 때

자연 상태에서 이 근육들은 동일한 힘으로 슬개골을 당긴다. 그러나 인위적으로 불균형적인 힘이 가해질 때 무릎 관절은 균형을 잃게 된다. 일반적으로 앞이나 옆에서 가해지는 장력의 크기는 서로 다르다. 이에 대해 대퇴사두근 스트레칭

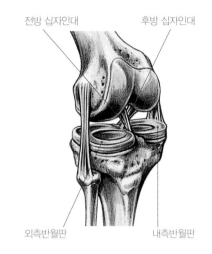

전방 십자인대 · 후방 십자인대

외측반월판 · 내측반월판

은 다음과 같이 무릎을 이완시키는 동시에 대퇴사두근과 햄스트링을 단련하는 효과가 있다.

• 슬개골에 가해지는 장력의 세기를 감소시키고 장력의 균형을 맞춰 준다.
• 대퇴부 근육을 단련시켜 무릎 관절을 보호한다.

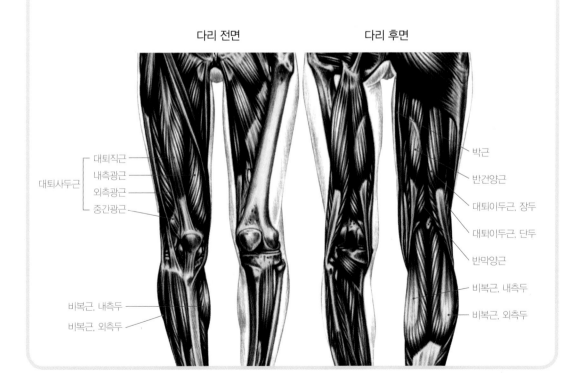

다리 전면

다리 후면

대퇴사두근
대퇴직근
내측광근
외측광근
중간광근

비복근. 내측두
비복근. 외측두

박근
반건양근
대퇴이두근. 장두
대퇴이두근. 단두
반막양근
비복근. 내측두
비복근. 외측두

바닥에서 하는 **대퇴사두근 스트레칭**

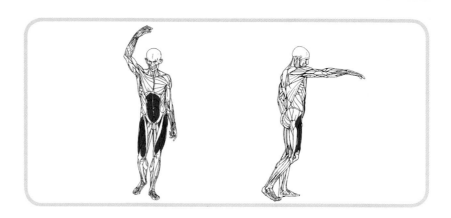

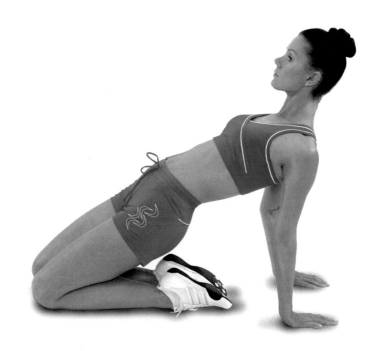

이 동작은 대퇴사두근을 양방향으로 늘여준다.

무릎을 꿇고 앉아 발뒤꿈치에 엉덩이를 댄다. 양손을 몸 뒤로 뻗어 바닥을 짚는다. 이때 양 손가락이 몸 반대쪽을 향하도록 한다. 이 상태로 엉덩이 근육을 긴장시키며 엉덩이를 서서히 들어 올려 대퇴사두근을 충분히 늘여준다. 배를 내밀거나 요추가 휘어지지 않도록 유의한다. 천천히 호흡하면서 30초간 동작을 유지한다.

127

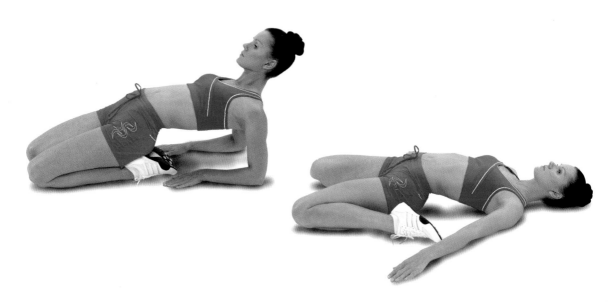

무릎을 꿇고 엉덩이를 발뒤꿈치에 붙이고 앉아 상체를 뒤로 젖힌다. 이때 양팔을 직각으로 굽혀 바닥에 대고 팔의 앞부분이 몸통과 수평을 이루도록 한다. 엉덩이 근육을 긴장시켜 허리가 최대한 휘어지지 않으면서 대퇴사두근이 충분히 늘여질 수 있도록 한다. 천천히 규칙적으로 호흡하면서 30초간 동작을 유지한다.

바닥에 등을 대고 누워서 양다리를 몸 바깥쪽으로 구부린 다음 양팔을 자연스럽게 벌린다. 이때 허리가 안쪽으로 과하게 휘어지지 않도록 주의하고, 원활한 호흡을 위해 머리가 몸통과 일직선이 되도록 유지한다. 천천히 규칙적으로 호흡하면서 30초간 동작을 유지한다.

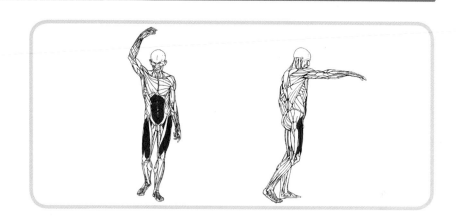

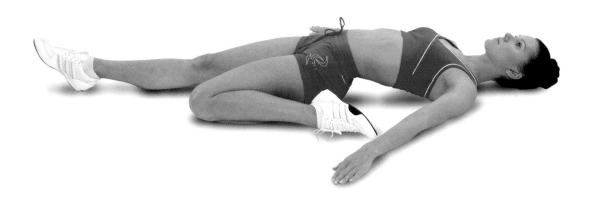

이 동작은 대퇴사두근을 한 방향으로만 늘여준다.

등을 대고 누워 양다리를 곧게 편다. 양팔을 자연스럽게 벌려 바닥에 두고 한쪽
다리를 몸 바깥쪽으로 접어 몸통 옆에 붙인다. 이때 허리가 안쪽으로 과하게 휘어
지지 않도록 주의한다. 호흡을 원활하게 하기 위해서는 머리를 숙이거나 들지 말
고 언제나 몸통과 일직선을 유지해야 한다. 천천히 규칙적으로 호흡하면서 30초
간 동작을 유지한 후 반대쪽도 같은 방법으로 반복한다.

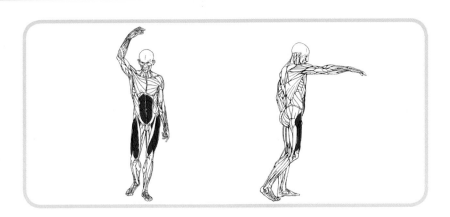

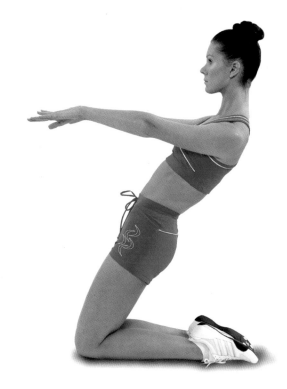

이 동작은 균형감을 유지하면서 복부 근육을 자극하고, 대퇴사두근을 늘여준다.

종아리와 허벅지가 직각이 되도록 무릎을 꿇은 자세에서 양팔을 어깨까지 올려 앞으로 나란히 뻗는다. 이 상태에서 천천히 몸을 뒤쪽으로 기울여 어깨의 위치가 발뒤꿈치의 수직선상에 오게 한다. 이때 엉덩이 근육을 긴장시켜 허리가 과도하게 휘어지지 않도록 주의한다. 천천히 규칙적으로 호흡하면서 30초간 동작을 유지한다.

서서 하는 **대퇴사두근 스트레칭**

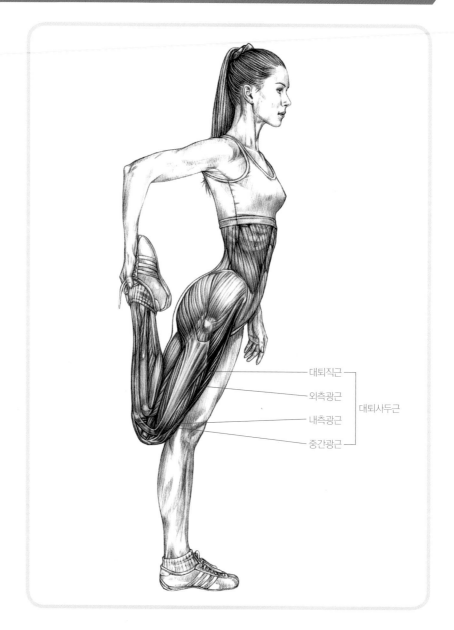

대퇴직근
외측광근
내측광근
중간광근
대퇴사두근

이 동작은 균형 감각을 향상시키고 대퇴사두근을 늘여준다.

양발을 붙이고 서서 등을 곧게 편다. 오른쪽 다리를 뒤로 접어 오른손으로 발을 잡고 엉덩이에 닿을 정도로 최대한 끌어당긴다. 이때 엉덩이 근육을 긴장시켜 허리가 과도하게 휘어지지 않도록 유의한다. 천천히 규칙적으로 호흡하면서 30초간 동작을 유지한다. 반대쪽도 같은 방법으로 반복한다.

양발을 붙이고 서서 등을 곧게 편다. 오른쪽 다리를 뒤로 접어 오른손으로 발을 잡고 발이 엉덩이에 닿을 정도로 최대한 끌어당긴다. 발뒤꿈치가 엉덩이 위까지 올라올 수 있도록 골반을 움직인다. 몸통이 기울어지지 않도록 곧게 펴고 엉덩이 근육을 긴장시켜 허리가 과도하게 휘어지지 않도록 한다. 천천히 규칙적으로 호흡하면서 30초간 동작을 유지한다. 반대쪽도 같은 방법으로 반복한다.

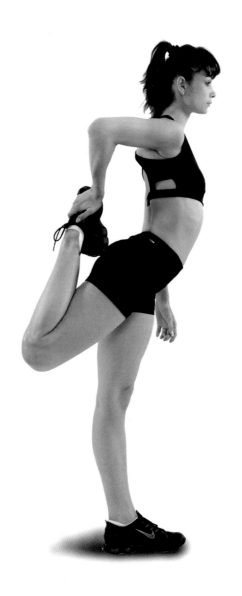

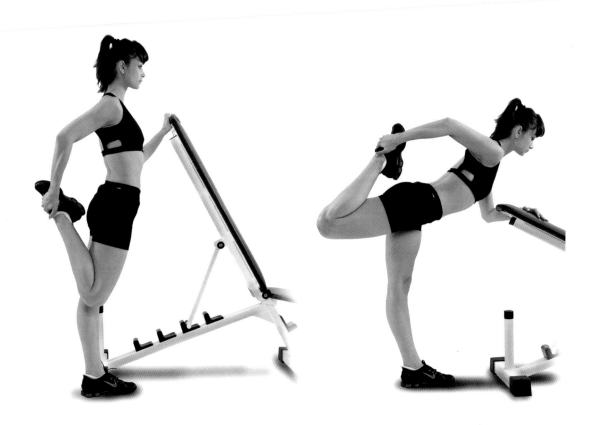

양발을 붙이고 서서 등을 곧게 편다. 왼손으로 어깨높이의 지지내틀 잡고 오른쪽 다리는 뒤로 접어 오른손으로 발을 잡아 발뒤꿈치가 엉덩이에 닿을 때까지 최대한 잡아당긴다. 몸통이 기울어지거나 휘어지지 않도록 곧게 펴고 허리도 가능한 한 휘어지지 않도록 엉덩이 근육을 긴장시킨다. 천천히 규칙적으로 호흡하면서 30초간 동작을 유지한다. 반대쪽도 같은 방법으로 반복한다.

서 자세에서 왼손으로 어깨높이의 지지대를 잡고 뒤로 접은 오른쪽 다리를 오른손으로 잡는다. 골반을 앞쪽으로 기울이면서 허벅지가 바닥과 수평이 될 때까지 발을 잡아당긴다. 스트레칭을 하는 동안 엉덩이 근육을 긴장시킨다. 천천히 규칙적으로 호흡하면서 30초간 동작을 유지한다. 반대쪽도 같은 방법으로 반복한다. 이 스트레칭은 허리와 엉덩이의 굴근을 유연하게 만들어 준다.

133

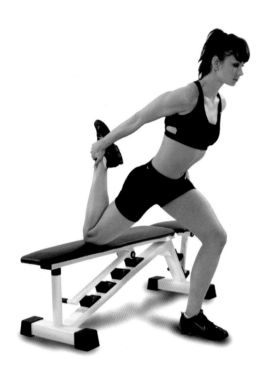

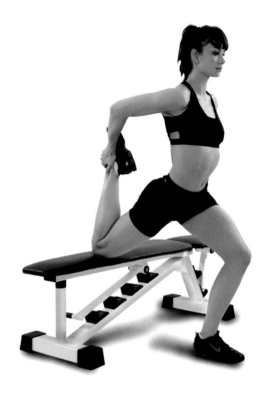

의자를 뒤에 두고 선다. 오른쪽 무릎을 접은 다음 뒤로 기울여 의자 위에 올리고 오른손으로 발목을 잡는다. 이때 잡은 팔이 구부러지지 않도록 유의한다. 상체를 앞쪽으로 기울이면서 오른쪽 다리를 잡아당겨 발뒤꿈치가 최대한 엉덩이에 닿도록 한다. 규칙적으로 호흡하면서 30초간 동작을 유지한다. 허리가 앞으로 휘어지지 않도록 주의한다. 반대쪽도 같은 방법으로 반복한다. 이 스트레칭은 몸의 균형 감각 향상과 힙업 효과가 있다.

앞에 소개한 스트레칭 자세와 매우 비슷하지만 상체의 자세가 다르다. 상체는 움직이지 않고 수직 상태를 유지하며, 오른팔을 직각으로 구부려서 오른발을 잡아당긴다. 허리가 휘어지지 않도록 주의하면서 규칙적으로 호흡하며 30초간 동작을 유지한다. 반대쪽도 같은 방법으로 반복한다. 이 동작은 몸의 균형 감각을 향상시킨다.

오른쪽 다리를 구부려 무릎을 바닥에 대고 왼쪽 다리는 직각으로 구부려 발바닥을 지면에 밀착한다. 왼손은 왼쪽 무릎에 대고 오른손으로는 오른발을 잡아 서서히 엉덩이 쪽으로 당긴다. 깊게 호흡하면서 몇 초간 이 동작을 유지한다. 이 스트레칭은 대퇴사두근과 내전근을 늘여주고 균형 감각을 향상시킨다.

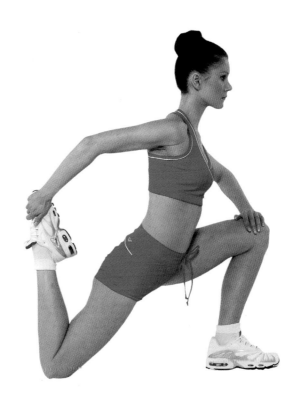

햄스트링 스트레칭

허벅지 뒤쪽에 있는 대퇴이두근, 반건양근, 반막양근을 통틀어서 일컫는 '햄스트링(Hamstring)'은 엉덩이와 연결되어 있다. 만성적인 운동 부족인 경우 햄스트링이 단련되지 않아 자연스럽게 지방이 축적되고 셀룰라이트가 자리 잡게 된다. 햄스트링을 운동하는 것은 근육을 발달시키는 것뿐만 아니라 셀룰라이트를 제거하고자 하는 목적도 있다.

햄스트링 파열을 예방하는 방법

햄스트링 파열은 운동선수들에게 매우 빈번하게 발생하는 부상이다. 축구, 럭비, 테니스, 스피드 스케이팅, 육상처럼 순간 최대 속력으로 단거리 달리기를 반복하는 운동선수들에게 특히 심각하다. 축구선수 박지성도 햄스트링 부상으로 결장이 잦았다. 이러한 햄스트링 부상을 예방하기 위해서는 본격적인 운동에 앞서 가벼운 스트레칭으로 워밍업을 해두는 것이 중요하다. 스트레칭은 운동 가동 범위를 넓혀 주며, 특히 단거리 달리기 시 움직임을 원활히 해준다.

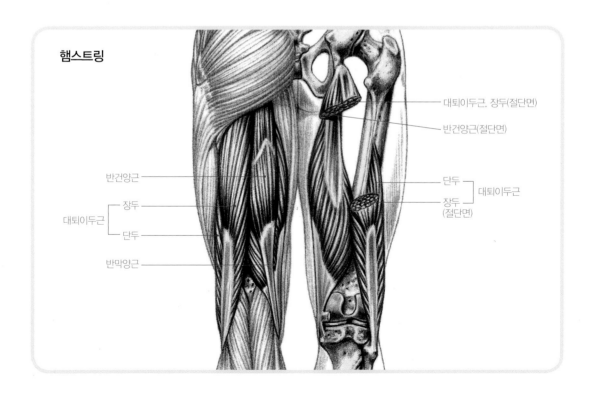

햄스트링

대퇴이두근, 장두(절단면)

반건양근(절단면)

반건양근

단두 ┐ 대퇴이두근
장두 ┘
(절단면)

대퇴이두근 ┌ 장두
          └ 단두

반막양근

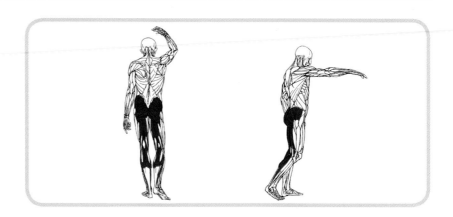

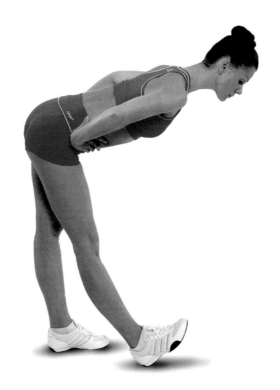

이 동작은 햄스트링과 종아리 근육을 늘여준다.

양손을 허리 위에 두고 선 자세에서 오른발을 앞으로 내민다. 상체를 앞으로 서서히 내려 내민 다리와 직각을 이루도록 한다. 머리와 몸통이 일직선이 되도록 목을 곧게 편다. 오른쪽 발뒤꿈치만 바닥에 붙이고 발바닥과 발끝은 최대한 들어 올려 종아리 근육을 늘이며 몸의 균형을 잡는다. 천천히 규칙적으로 호흡하면서 이 동작을 30초에서 40초간 유지한다. 반대쪽도 같은 방법으로 반복한다.

선 자세로 오른발을 앞으로 내민다. 상체가 지면과 수평을 이루도록 내리고 머리와 몸통이 일직선이 되도록 목을 곧게 편다. 양손을 오른쪽 무릎 바로 위 허벅지에 가지런히 모으고 발뒤꿈치를 바닥에 붙인 상태에서 발바닥과 발끝을 최대한 들어올린다. 천천히 규칙적으로 호흡하면서 이 동작을 30초에서 40초간 유지한다. 반대쪽도 같은 방법으로 반복한다. 상체를 다리 쪽으로 기울일수록 스트레칭의 강도가 올라간다.

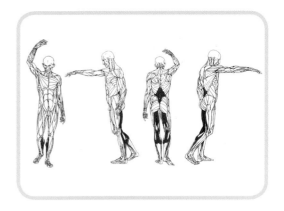

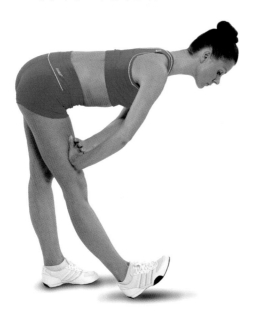

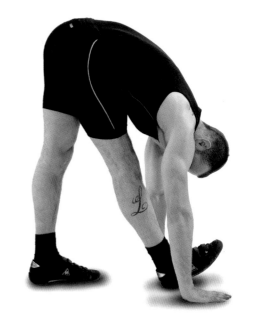

선 자세로 오른발을 앞으로 내민다. 상체가 앞으로 내민 다리와 최대한 가까워지도록 몸통을 숙인다. 양팔을 곧게 펴 오른발 옆 바닥에 밀착시키고 내민 발의 발바닥과 발끝을 들어 올린다. 천천히 규칙적으로 호흡하면서 이 동작을 30초에서 40초간 유지한다. 반대쪽도 같은 방법으로 반복한다. 이 스트레칭은 햄스트링, 등, 종아리 근육을 늘여준다.

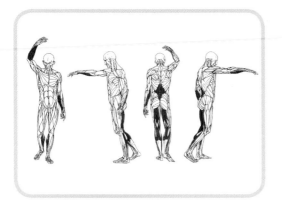

선 자세에서 한쪽 다리를 쭉 펴고 앞으로 내딛는다. 발뒤꿈치만 지면에 대고 발바닥을 들어 올린다. 목을 숙이거나 위로 들어 올리지 않도록 하며, 머리와 몸통이 일직선이 되도록 유의하면서 상체를 앞으로 기울인다. 양손은 내민 무릎 바로 위 허벅지에 가지런히 모은다. 반대쪽 다리를 살짝 구부려 햄스트링과 엉덩이 근육을 자극한다. 천천히 규칙적으로 호흡하면서 30초간 동작을 유지한다. 반대쪽도 같은 방법으로 반복한다.

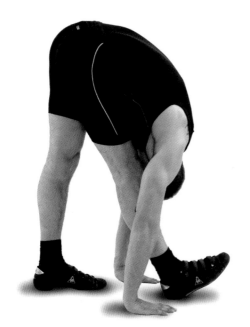

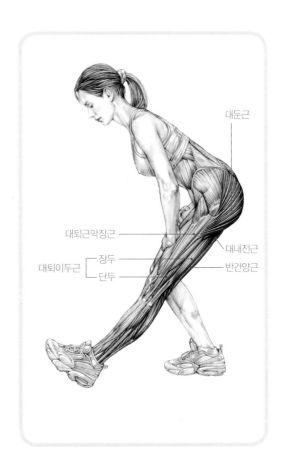

대둔근

대퇴근막장근

대퇴이두근
장두
단두

대내전근

반건양근

선 자세로 오른발을 앞으로 내민다. 양팔은 곧게 펴고 상체와 다리가 최대한 가까워지도록 숙인다. 앞으로 내디딘 다리에서 최대한 가장 멀리 떨어진 지면에 양손을 밀착시키고 발끝을 들어 올린다. 천천히 규칙적으로 호흡하면서 이 동작을 30초에서 40초간 유지한다. 반대쪽도 같은 방법으로 반복한다. 이 스트레칭은 햄스트링, 종아리, 허리 아랫부분의 근육을 늘여준다.

의자 앞에 선다. 한쪽 다리를 쭉 펴고 의자 위에 올려 발뒤꿈치로 지지한다. 머리와 몸통이 일직선을 이루도록 곧게 펴고 상체를 45도 각도로 기울인다. 의자에 올린 무릎의 바로 위 허벅지에 양손을 가지런히 모은다. 천천히 규칙적으로 호흡하면서 30초간 동작을 유지한다. 반대쪽도 같은 방법으로 반복한다. 이 스트레칭은 햄스트링, 등, 엉덩이, 종아리 근육을 늘여준다.

의자 앞에 선다. 한쪽 다리를 쭉 펴고 의자 위에 올려 발뒤꿈치로 지지한다. 상체를 기울여서 양손을 의자에 올린 발 양옆에 둔다. 천천히 규칙적으로 호흡하면서 30초간 동작을 유지한다. 반대쪽도 같은 방법으로 반복한다. 이 스트레칭은 햄스트링, 엉덩이, 등, 종아리 근육을 늘여준다.

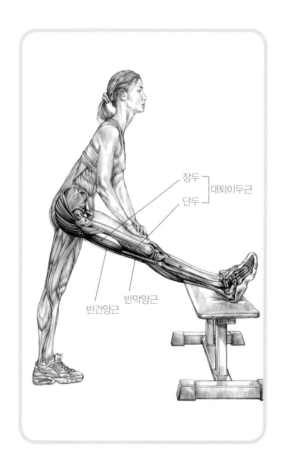

장두
단두
대퇴이두근
반막양근
반건양근

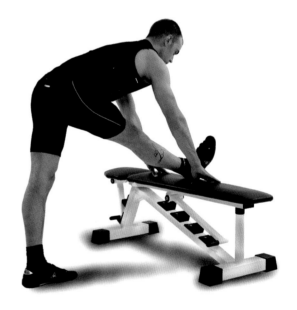

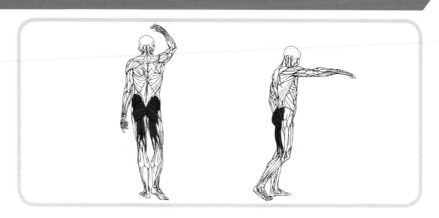

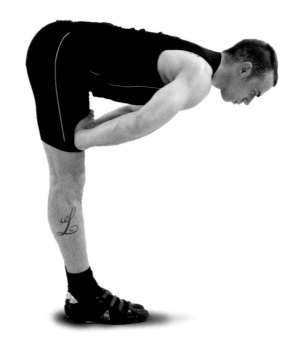

이 동작은 햄스트링과 엉덩이 근육을 늘여준다.

양다리를 붙이고 양팔을 곧게 편 채 바르게 선다. 상체를 직각으로 굽히고 양손은
허벅지 중간 위치에 둔다. 머리를 숙이거나 들지 말고 몸통과 일직선이 되도록 유
지한다. 천천히 규칙적으로 호흡하면서 30초간 동작을 유지한다. 반대쪽도 같은
방법으로 반복한다.

141

양다리를 붙이고 선다. 머리는 몸통과 일직선을 유지하면서 상체가 양다리에 최대한 가까워지도록 숙이고 양손으로 발목 뒷부분을 잡는다. 조용하고 느리게 호흡하면서 30초에서 40초간 동작을 유지한다. 반대쪽도 같은 방법으로 반복한다. 이 스트레칭은 햄스트링과 엉덩이 근육을 늘여준다.

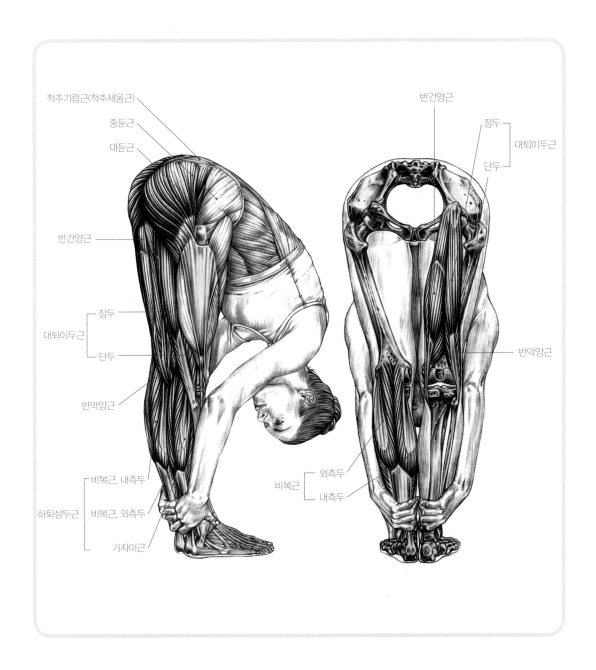

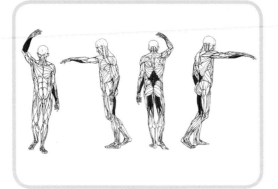

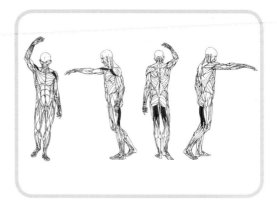

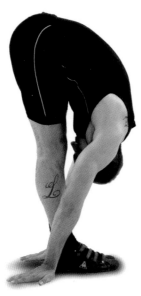

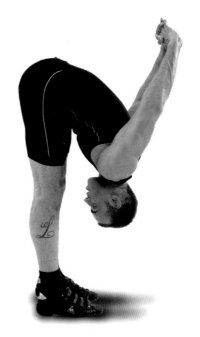

양다리를 붙이고 양팔을 곧게 펴고 바르게 선다. 머리와 몸통을 일직선으로 유지하며 다리와 최대한 가까워지도록 상체를 숙인다. 양손은 발뒤꿈치 부근에 두고 손가락이 등 뒤쪽을 향하도록 지면에 밀착시킨다. 조용하고 느리게 호흡하면서 이 동작을 30초에서 40초간 유지한다. 반대쪽도 같은 방법으로 반복한다. 이 스트레칭은 햄스트링과 등 근육을 늘여주고 손목 굴근을 유연하게 만들어 준다.

양다리를 붙이고 바르게 선다. 곧게 편 양손을 등 뒤에서 깍지 낀다. 얼굴이 무릎 위치에 올 때까지 상체를 숙이면서 깍지 낀 손을 최대한 앞으로 보낸다. 이때 손바닥은 몸 바깥쪽을 향한다. 천천히 고요하게 호흡하면서 30초에서 40초간 동작을 유지한다. 반대쪽도 같은 방법으로 반복한다. 이 스트레칭은 햄스트링과 삼각근을 늘여준다.

양발을 어깨너비로 벌리고 선다. 양손으로 막대를 잡고 머리 뒤로 넘겨 승모근 위에 걸친다. 목에 걸치지 않도록 유의한다. 상체를 기울여 다리와 직각을 만들고 머리를 들어 시선을 앞에 둔다. 천천히 호흡하면서 30초에서 40초간 동작을 유지한다. 이 스트레칭은 햄스트링, 어깨, 등, 엉덩이 근육을 늘여준디.

바닥에 앉아 다리를 곧게 편다. 다리를 모으고 상체를 다리 쪽으로 숙인다. 고개가 숙여지거나 들리지 않게 하여 머리와 몸통을 일직선으로 유지한다. 개인 능력에 따라 발끝이나 종아리를 잡고 천천히 규칙적으로 호흡하면서 동작을 유지한다. 배가 허벅지에 닿을 정도로 최대한 끌어당겨 등 전체를 늘리면서 긴장을 완화시킨다. 정확한 동작이 어렵다면 다리를 살짝 구부려도 좋다.

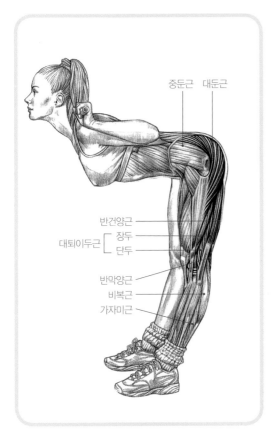

중둔근 대둔근

반건양근
대퇴이두근 { 장두
         단두
반막양근
비복근
가자미근

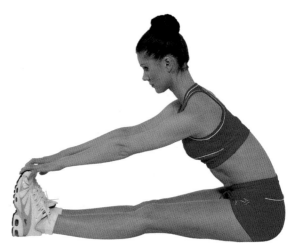

누워서 하는 **햄스트링 스트레칭**

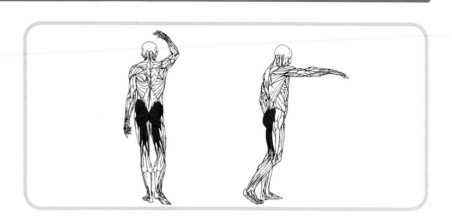

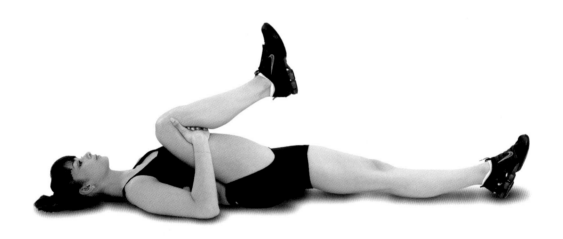

이 동작은 햄스트링과 엉덩이 근육을 늘여주며 허리 부분의 긴장을 완화하는 효과가 있다.

등을 대고 누워 한쪽 다리를 구부려 배에 붙이고 양손으로 무릎 아래 허벅지를 잡는다. 머리와 몸통이 일직선이 되도록 유의하면서 접은 다리를 최대한 배 쪽으로 끌어당긴다. 규칙적으로 호흡하면서 30초간 동작을 유지한다. 반대쪽도 같은 방법으로 반복한다.

등을 대고 누워 한쪽 다리를 구부려 배에 붙이고 양손으로 구부린 다리의 발목을 잡는다. 머리와 몸통이 일직선이 되도록 유의하면서 다리가 최대한 직각이 되도록 허벅지를 배 쪽으로 끌어당기고 종아리는 편다. 규칙적으로 호흡하면서 30초간 동작을 유지한 후 다리를 바꿔 반복한다. 이 스트레칭은 햄스트링을 늘여준다.

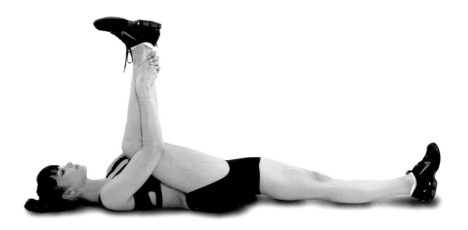

등을 대고 누운 자세에서 한쪽 다리를 약간 구부려 발바닥만 지면에 밀착한다. 반대쪽 다리는 곧게 편 상태에서 위쪽으로 들어 올리고 발끝은 하늘을 향하게 한다. 들어 올린 다리의 무릎을 양손으로 잡고 규칙적으로 호흡하면서 30초에서 40초간 동작을 유지한다. 반대쪽도 같은 방법으로 반복한다. 이 스트레칭은 햄스트링과 대둔근을 늘여준다.

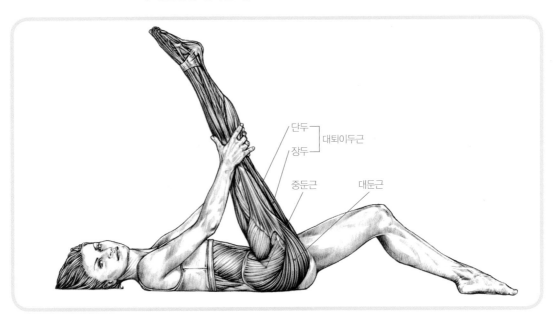

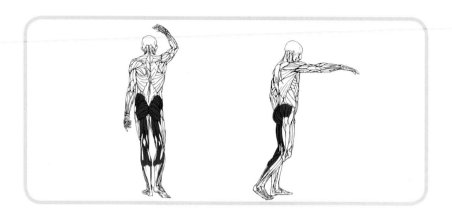

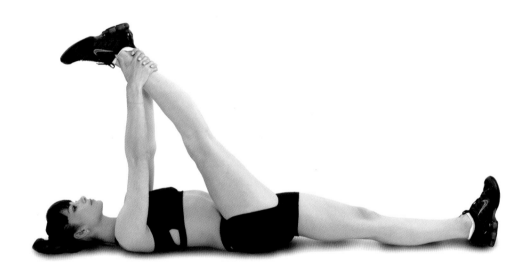

등을 대고 누워 양다리를 곧게 편다. 한쪽 다리를 몸 쪽으로 쭉 뻗어 양손으로 발목을 잡는다. 발목을 잡은 두 팔은 반드시 어깨 높이를 유지하며 몸통과 수직을 이뤄야 한다. 규칙적으로 호흡하면서 30초간 동작을 유지한 후 다리를 바꿔 반복한다. 이 스트레칭은 햄스트링과 요근을 늘여준다.

의자에 앉아서 하는 **햄스트링 스트레칭**

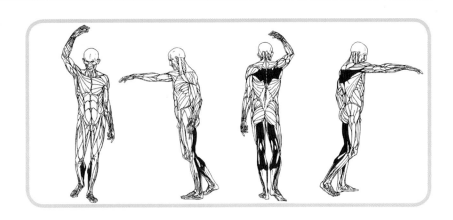

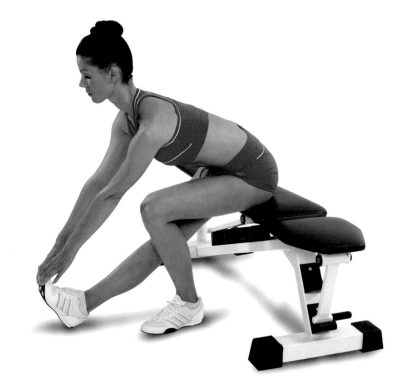

이 동작은 햄스트링을 늘여주고 종아리 근육을 유연하게 만든다.

의자에 앉는다. 왼쪽 다리는 자연스럽게 무릎을 구부리고 오른쪽 다리는 곧게 펴서 발뒤꿈치를 지면에 댄다. 등을 곧게 편 채 상체를 앞으로 기울여 양손으로 오른쪽 다리의 발끝을 잡는다. 규칙적으로 호흡하면서 30초간 동작을 유지한다. 반대쪽도 같은 방법으로 반복한다.

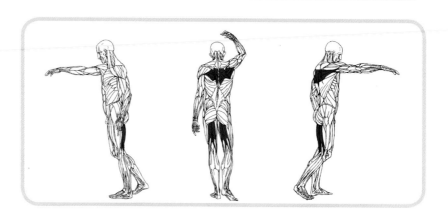

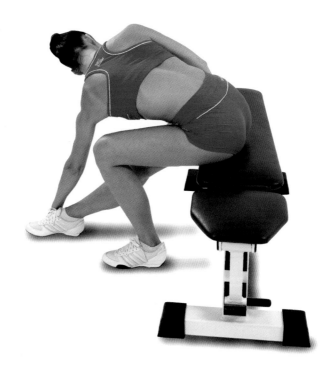

의자에 앉아 왼쪽 다리를 자연스럽게 구부리고 오른쪽 다리는 곧게 펴서 발바닥을 지면에 완전히 밀착한다. 오른손은 의자 위에 두고 상체를 오른쪽으로 기울이면서 왼손으로 발목을 잡는다. 규칙적으로 호흡하면서 30초간 동작을 유지한다. 반대쪽도 같은 방법으로 반복한다. 곧게 편 다리의 발바닥을 지면에 밀착했기 때문에 스트레칭의 강도가 세지 않으며 햄스트링만을 늘여준다.

햄스트링과 내전근 스트레칭

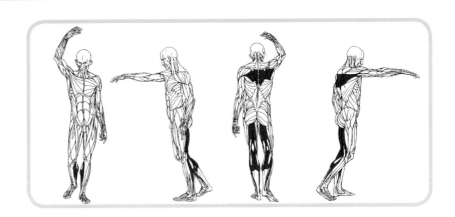

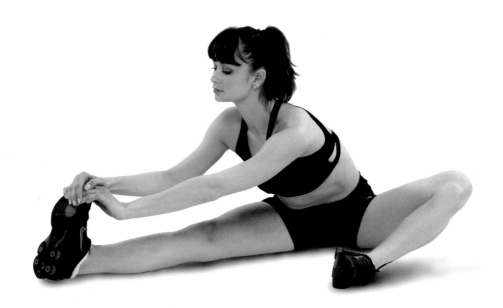

이 동작은 햄스트링과 내전근을 늘여준다.

바닥에 앉아 왼쪽 다리는 몸 안쪽으로 접고 오른쪽 다리는 몸 바깥쪽으로 곧게 편다. 양손으로 오른쪽 다리 발끝을 잡고 천천히 규칙적으로 호흡하면서 30초간 동작을 유지한다. 반대쪽도 같은 방법으로 반복한다.

05 내전근 스트레칭

내전근은 일상생활에서 자주 쓰이는 근육은 아니다. 또한 본래 탄탄한 근육이 아니기 때문에 규칙적인 스트레칭을 통해 강화해 주는 것이 좋다.

테니스처럼 외측 이동이 필수적인 운동에서 내전근은 쉽게 피로해진다. 내전근은 부상을 입기 쉬운 부위로 일단 부상이 발생하면 심각한 경우가 대부분이다. 테니스 선수뿐만 아니라 육상이나 격투기와 같은 운동선수는 유연한 내전근을 만들기 위해 각별한 주의를 기울여야 한다.

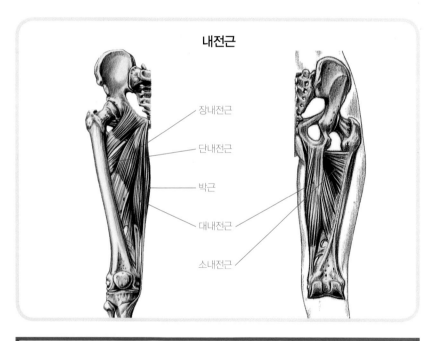

내전근

장내전근

단내전근

박근

대내전근

소내전근

⚠ 앞으로 혹은 옆으로 다리를 180도로 벌려 자세를 유지하는 것을 유연성의 상징으로 여기는 사람들이 많다. 그러나 180도로 다리를 찢을 수 있다고 해서 우리 몸이 유연한 것은 아님을 알아두자. 마찬가지로 180도 다리 찢기를 하지 못한다고 해서 유연하지 않은 것 또한 아니다. 180도 다리를 벌리는 것이 언뜻 굉장해 보일 수는 있지만 체조나 격투 경기에서 특정 동작을 취할 때를 제외하고 이것은 실제 많이 쓰이지 않으며, 모든 사람의 몸이 이 동작을 하는 데 적합한 구조를 갖고 있는 것도 아니다. 180도 다리 찢기를 할 수 있는 이들은 다른 이들에 비해 관절의 움직임이 특별할 뿐이다. 따라서 180도 다리 찢기를 하는 것이 스트레칭의 목적이 될 수는 없으며 이것을 자신의 유연성을 판단하는 기준으로 삼을 필요는 더더욱 없다.

■ 고관절 골격 구조의 차이

대퇴골경이 수평에 가까워지는 것을 두고 '내반고(대퇴골경 경사각이 감소하는 증상)'라고 부른다. 이 경우 고관절 머리 부분이 빠르게 걸리게 되면서 외전운동(몸의 중심축으로부터 멀리 하는 운동)을 제한한다.

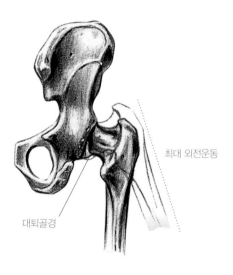

최대 외전운동

대퇴골경

대퇴골경이 수직에 가까워지는 것을 두고 '외반고(대퇴골경 경사각이 확장되는 증상)'라고 부른다. 이 경우 외전운동의 범위가 커지고 움직임이 쉬워진다.

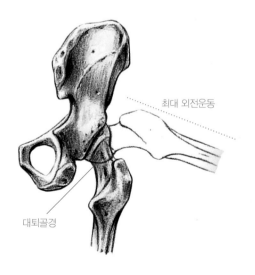

최대 외전운동

대퇴골경

지지대를 이용해 다리를 펴는 **내전근 스트레칭**

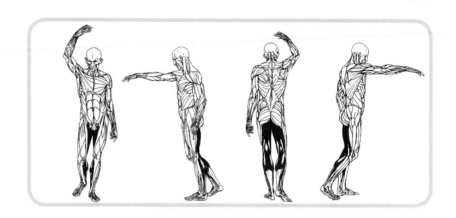

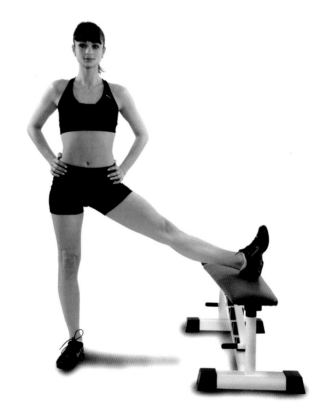

이 동작은 내전근과 햄스트링을 늘여준다.

허리를 곧게 펴고 지지대 옆에 선다. 양손은 골반 위에 가볍게 놓는다. 한쪽 다리를 곧게 편 상태로 지지대 위에 올린다. 발뒤꿈치로 다리를 지지하고 발끝이 하늘을 향하게 한다. 천천히 규칙적으로 호흡하면서 30초간 동작을 유지한다. 이 스트레칭은 내전근뿐만 아니라 햄스트링까지 늘여준다.

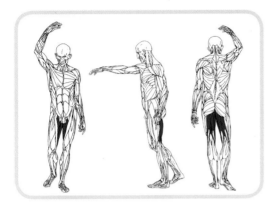

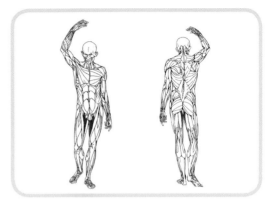

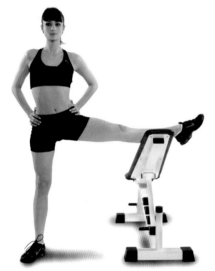

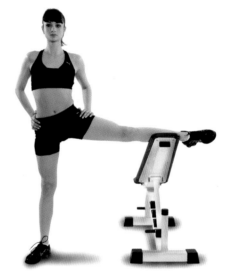

양손을 골반에 얹고 지지대 옆에 선다. 지지대의 한쪽 끝을 당신의 키에 따라 65센티미터에서 80센티미터가량 올린 다음 그 끝에 한쪽 다리의 종아리 전체가 걸쳐지도록 올린다. 다리가 구부러지지 않게 주의하고 무릎과 발끝 모두 하늘을 향하게 한다. 반대쪽 다리의 발은 몸 바깥쪽으로 살짝 벌린다. 천천히 규칙적으로 호흡하면서 30초간 동작을 유지한 후 반대쪽도 같은 방법으로 반복한다. 이 동작은 내전근과 햄스트링을 늘여준다.

종아리 대신 허벅지를 지지대에 올려둔다면 내전근을 훨씬 더 직접적으로 늘일 수 있다. 이 동작에서는 무릎이 비틀어지지 않도록 유의해야 한다.

앞의 스트레칭과 비슷하다. 단, 앞에 소개한 자세에서 지지대에 올린 다리를 90도가량 돌려서 무릎과 발이 정면을 향하게 한다. 천천히 규칙적으로 호흡하면서 30초간 동작을 유지한 후 반대쪽도 같은 방법으로 반복한다. 이 스트레칭은 내전근과 허리의 근육을 늘여준다. 절대로 무리하게 무릎을 움직이거나 힘을 가해서는 안 된다.

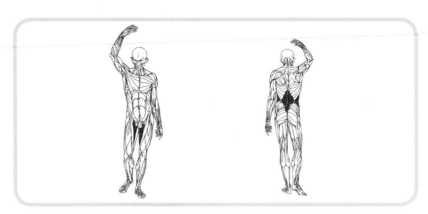

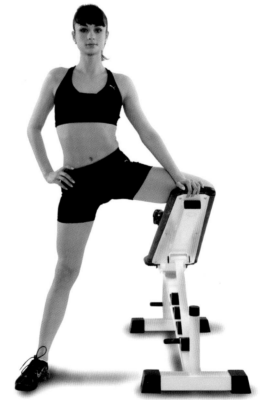

이 동작은 내전근과 허리를 늘여준다.

지지대를 왼쪽 옆에 두고 선다. 오른쪽 다리를 곧게 편 채 바깥쪽으로 발을 약간
내밀고, 왼쪽 다리는 뒤쪽으로 접어 지지대 위에 올린다. 왼손은 지지대를 잡고
다른 손은 허리에 둔다. 천천히 규칙적으로 호흡하면서 30초간 동작을 유지한 후
반대쪽도 같은 방법으로 반복한다.

지지대를 왼쪽 옆에 두고 선다. 오른쪽 다리는 무릎을 살짝 구부린 채로 바닥을 디디고 오른손은 허리에 둔다. 왼쪽 다리는 뒤쪽으로 접어 지지대 위에 올리고 왼손으로 지지대를 잡는다. 천천히 규칙적으로 호흡하면서 30초간 동작을 유지한 후 반대쪽도 같은 방법으로 반복한다. 오른쪽 다리를 구부리는 이유는 내전근에 가해지는 긴장을 높이기 위함이다.

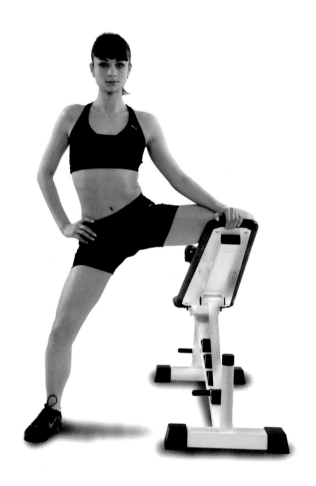

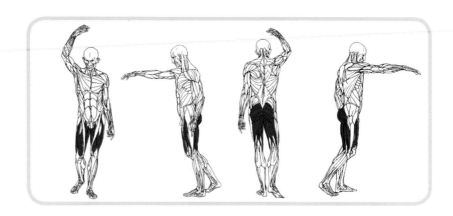

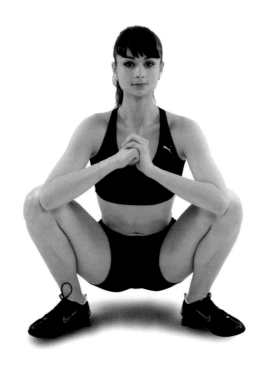

이 동작은 내전근, 대퇴사두근, 햄스트링을 늘여준다.

양다리를 벌리고 쪼그려 앉는다. 양발은 몸 바깥쪽을 향하게 한다. 허리를 곧게 펴고 양 팔꿈치를 무릎 안쪽에 댄 채로 손을 모은다. 팔꿈치로 무릎을 바깥쪽으로 밀어낸다. 하지만 절대 무리하게 힘을 줘서는 안 된다. 천천히 규칙적으로 호흡하면서 30초간 동작을 유지한 후 반대쪽도 같은 방법으로 반복한다.

스모 자세

양다리를 넓게 벌리고 선다. 양발 끝은 몸 바깥쪽을 향하게 하고 허리를 곧게 편다.
아래에서 잡아당기듯이 상체를 서서히 내리면서 허벅지와 상체가 직각을 이룰 때
까지 지속한다. 이때 양손은 무릎 위에 둔다. 규칙적으로 호흡하면서 15초간 동작
을 유지한다. 이 동작은 내전근, 엉덩이 근육, 대퇴사두근을 늘여준다.

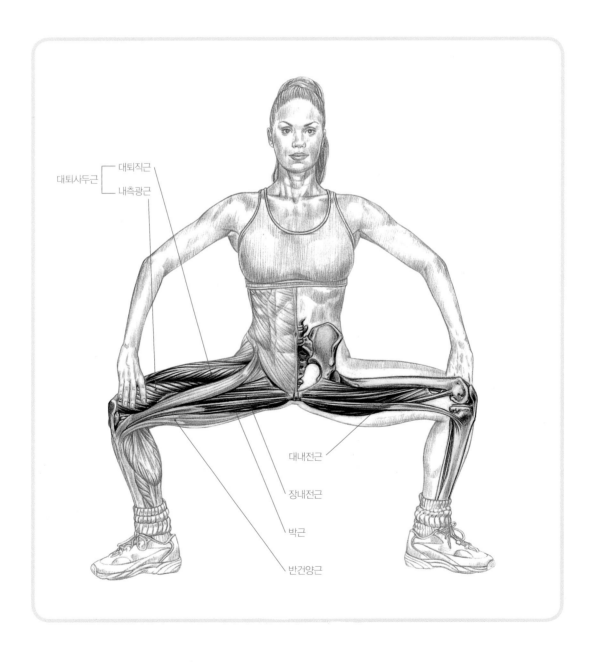

대퇴사두근 {
대퇴직근
내측광근

대내전근

장내전근

박근

반건양근

양반다리 자세로 하는 **내전근 스트레칭**

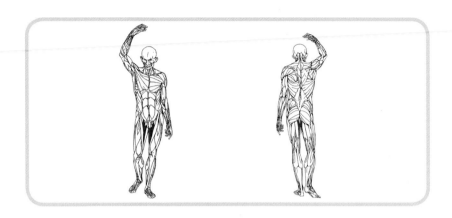

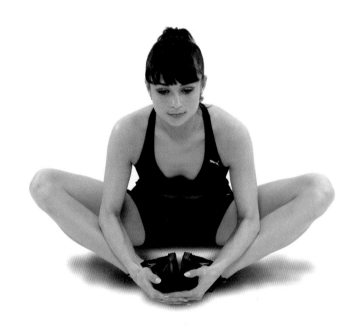

이 동작은 내전근과 엉덩이 근육을 늘여준다.

바닥에 앉은 자세에서 양쪽 다리를 안으로 접어 양발을 맞닿게 한다. 몸을 앞으로 살짝 기울이고 모아진 두 발을 두 손으로 잡는다. 천천히 규칙적으로 호흡하면서 40초간 동작을 유지한다.

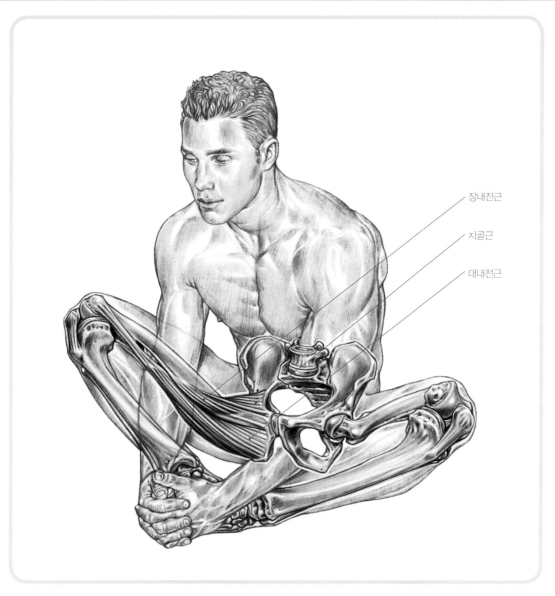

장내전근

지골근

대내전근

발전 동작

바닥에 앉은 자세에서 양쪽 다리를 안으로 접어 양
발을 맞닿게 한다. 허리를 곧게 펴고 손을 무릎 위
에 둔다. 이때 손가락이 몸 안쪽을 향하게 하고 무
릎을 살짝 눌러주이 스트레칭의 강도를 높인다. 천
천히 규칙적으로 호흡하면서 30초간 동작을 유지
한다.

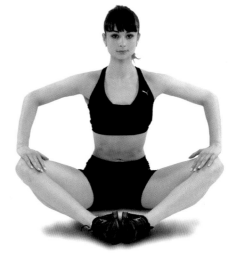

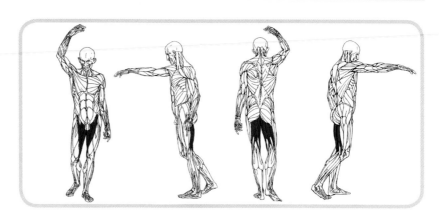

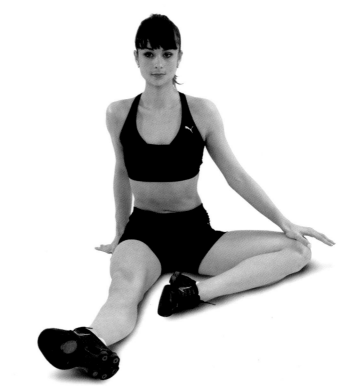

이 동작은 다리를 구부린 쪽은 내전근을 늘여주고, 다리를 곧게 편 쪽은 햄스트링을 늘여준다.

허리를 곧게 펴고 바닥에 앉는다. 오른쪽 다리는 앞으로 곧게 펴고 왼쪽 다리는 몸 안쪽으로 접는다. 곧게 편 다리 쪽 손은 몸 뒤로 보내 바닥을 짚고, 다른 손은 접은 다리 무릎 위에 둔다. 천천히 규칙적으로 호흡하면서 30초간 동작을 유지한 후 반대쪽도 같은 방법으로 반복한다.

의자를 이용한 내전근과 햄스트링 스트레칭

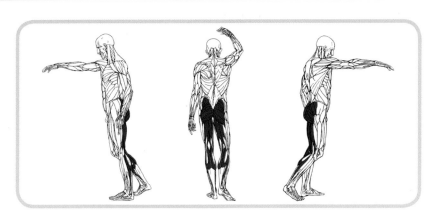

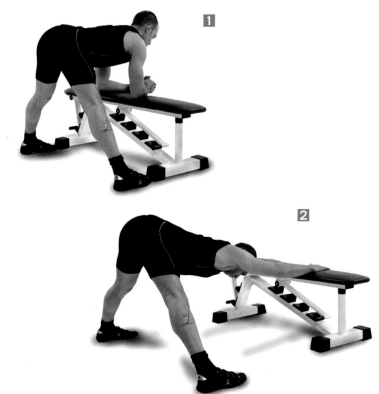

이 동작은 내전근과 햄스트링을 늘여준다.

양다리를 최대한 벌리고 의자 앞에 선다. 상체를 숙여 지면과 수평이 되게 한다. 팔을 구부려 팔의 앞부분을 지지대에 올리고 양손을 깍지 낀다. 천천히 규칙적으로 호흡하면서 30초간 동작을 유지한다(사진 1). 다리를 넓게 벌리면 벌릴수록 내전근에 가해지는 스트레칭의 강도도 높아진다. 상체를 깊게 숙이면 숙일수록 햄스트링은 더 유연해진다(사진 2).

한 방향으로만 벌리는 내전근과 햄스트링 스트레칭

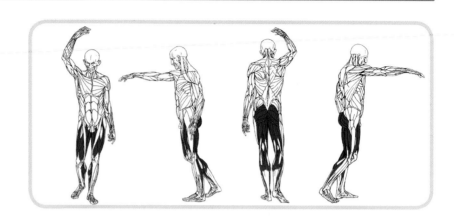

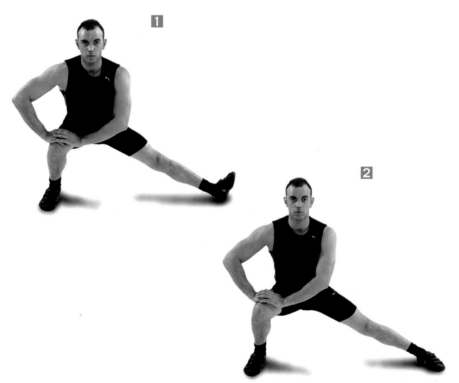

이 동작은 내전근과 햄스트링을 늘여준다.

선 자세에서 시작한다. 한쪽 다리를 앞쪽으로 구부리고 반대쪽 다리는 옆으로 곧
게 편다. 구부린 다리의 허벅지 위에 양손을 올린다. 옆으로 편 다리의 발끝이 하
늘을 바라보도록 당겨주면 내전근과 햄스트링이 유연해진다(사진 1). 발을 바닥에
붙이면 내전근이 우선적으로 늘어난다(사진 2). 천천히 규칙적으로 호흡하면서
30초간 동작을 유지한 후 반대쪽도 같은 방법으로 반복한다.

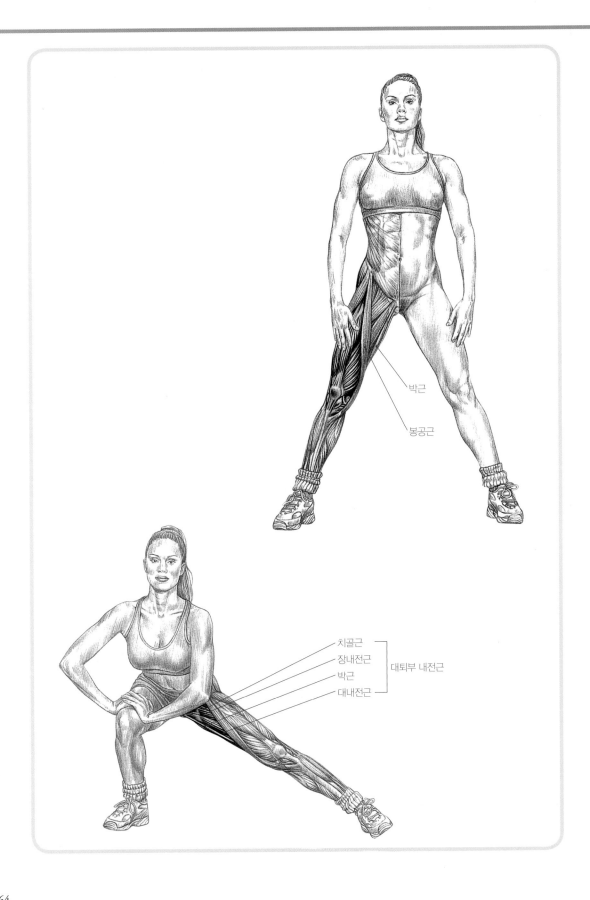

박근

봉공근

치골근
장내전근
박근
대내전근

대퇴부 내전근

종아리 스트레칭

나이가 들수록 발목의 관절은 뻣뻣해진다. 종아리 근육 스트레칭은 이러한 발목을 유연한 상태로 유지해 주는 효과가 있다. 또한 발을 헛딛거나 달리기 등의 운동을 하는 과정에서 충분히 발생할 수 있는 발목 부상(발을 접지르는 경우)을 예방하는 효과도 있다. 운동선수들은 관절을 부드러운 상태로 유지하고 잦은 발목 부상을 예방하기 위해 주의 깊게 발목을 스트레칭할 필요가 있다.

⚠ 종아리 스트레칭은 한쪽 다리 혹은 두 다리 모두 실시할 수 있다. 한쪽 다리만 스트레칭할 경우 운동 가동 범위가 훨씬 넓어진다. 왜냐하면 한 방향으로 움직일 때 인체는 훨씬 유연하게 반응하기 때문이다. 게다가 체중이 한쪽에만 실리기 때문에 스트레칭의 강도가 높아진다.

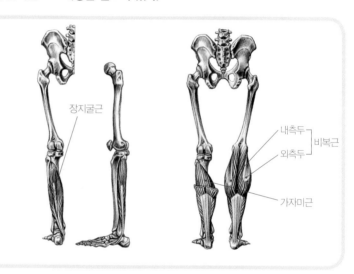

장지굴근

내측두
외측두 ┤ 비복근

가자미근

■ **운동하기 전에 꼭 종아리를 스트레칭하자!**

발목을 삐거나 아킬레스건의 손상을 예방하기 위해 운동선수들은 발목 관리에 특히 주의를 기울여야 한다. 어떤 종목이든 운동 시작 전 종아리를 반드시 스트레칭한다. 종아리는 대퇴경부와 연결되어 있기 때문에 대퇴사두근이나 햄스트링을 운동하는 경우에는 반드시 무릎 관절을 워밍업시켜야 한다.

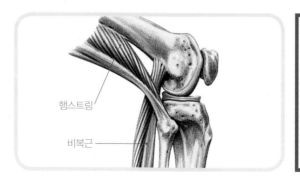

햄스트링

비복근

⚠ 발목을 삐끗했다는 것은 대부분 종아리뼈들을 이어 주는 인대가 손상된 것을 의미한다. 이 근육을 워밍업시켜 부드럽게 만들어 주어야 부상을 최소화할 수 있다.

우리는 여러 각도에서 종아리 근육을 늘일 수 있다. 다리를 곧게 펴고 서면 비복근만 늘어난다. 다리를 구부리면 가자미근만 늘어난다. 운동선수들에게 운동 수행 중의 자세, 움직이는 방향(서서, 앉아서, 다리를 벌리고 등)에서 종아리를 자유롭게 늘이는 능력은 매우 중요하다. 이미 말했듯이 움직임에 따라 자극되는 종아리 근육 부위가 다르기 때문이다. 스트레칭은 다양한 동작이 가능하도록 보완 작용을 하므로 이를 통해 운동 능력을 향상시킬 수 있다.

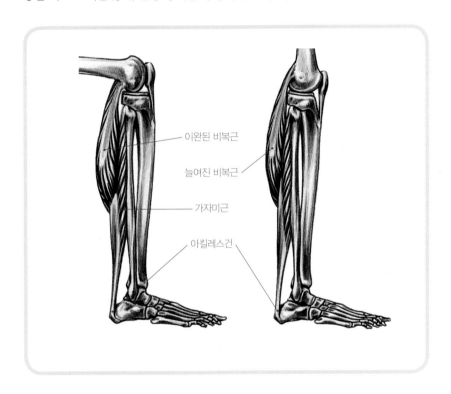

이완된 비복근

늘여진 비복근

가자미근

아킬레스건

■ 맨발로 운동할까? 신발을 신고 운동할까?

맨발 상태에서도 충분히 종아리 스트레칭을 할 수 있다. 그러나 발바닥 건막을 보호하고 편안하게 운동하려면 운동화를 착용하는 것이 좋다. 특히 전문 운동선수라면 반드시 운동화를 신어야 한다. 실전 경기에서는 운동화를 착용하므로 발을 경기 환경에 익숙하게 만드는 것이 중요하다. 운동화를 신어 발이 편해지면 스트레칭의 효율성도 그만큼 상승된다. 물론 운동화의 굽은 낮아야 한다.

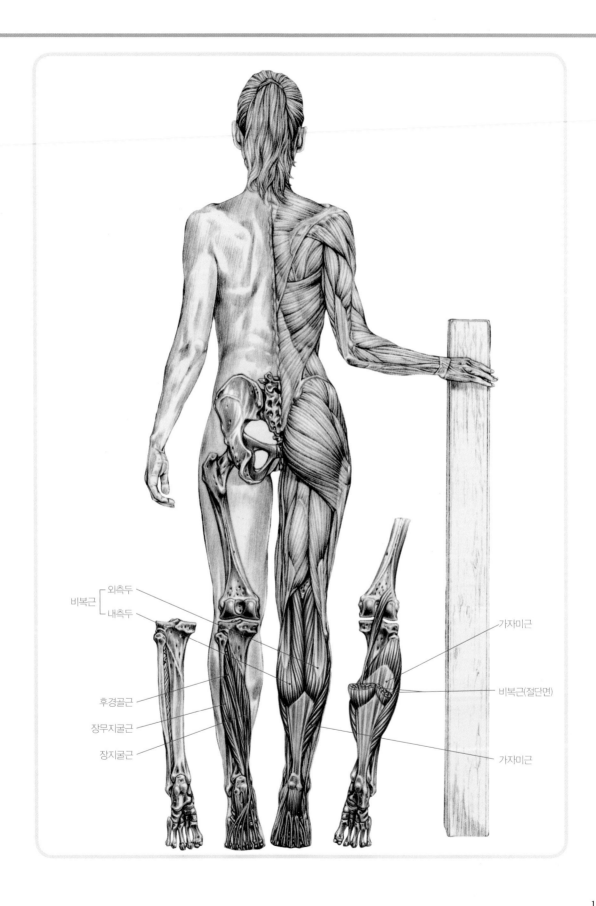

비복근 { 외측두
        내측두

가자미근

후경골근

장무지굴근

비복근(절단면)

장지굴근

가자미근

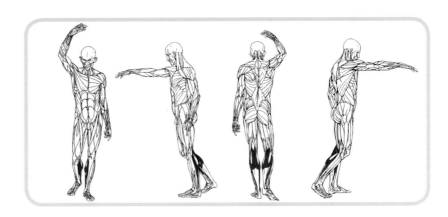

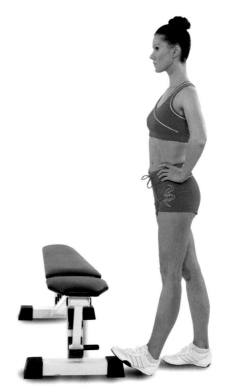

이 동작은 종아리 뒷부분 근육을 늘여준다.

허리를 곧게 펴고 서서 양손을 허리에 둔다. 배와 엉덩이를 긴장시켜 최대한 중심
을 잡고 한쪽 다리를 쭉 편 채 앞으로 내밀어, 의자나 지지대의 받침대에 발끝을
올린다. 발뒤꿈치는 지면에 붙인다. 천천히 규칙적으로 호흡하면서 30초간 동작
을 유지한다. 반대쪽도 같은 방법으로 반복한다.

다리를 구부려서 하는 **종아리 스트레칭**

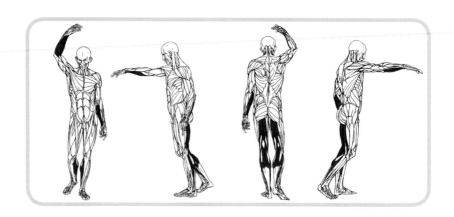

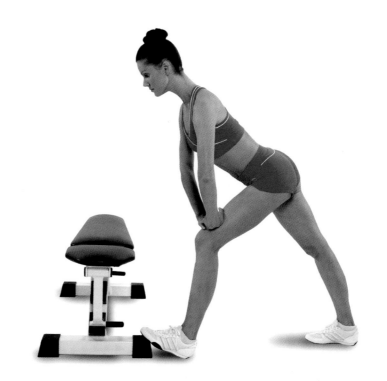

이 동작은 종아리를 늘여주고 햄스트링과 허벅지를 유연하게 만들어 준다.

선 자세에서 앞으로 발을 내밀어 발끝을 의자나 지지대의 낮은 받침대에 올린다.
발뒤꿈치는 지면에 붙인다. 받침대에 올린 다리를 구부리고 상체를 45도가량 앞
으로 기울이면서 구부린 다리 무릎 위 허벅지에 양손을 가지런히 모은다. 반대쪽
다리는 몸 뒤로 곧게 뻗어 발바닥을 지면에 완전히 밀착한다. 천천히 규칙적으로
호흡하면서 30초간 동작을 유지한다. 반대쪽도 같은 방법으로 반복한다.

바르게 선 자세로 양손을 허리에 둔다. 한쪽 다리를 내밀어 구부리고 다른 쪽 다리는 뒤로 곧게 뻗는다. 천천히 규칙적으로 호흡하면서 30초간 동작을 유지한다. 반대쪽도 같은 방법으로 반복한다.

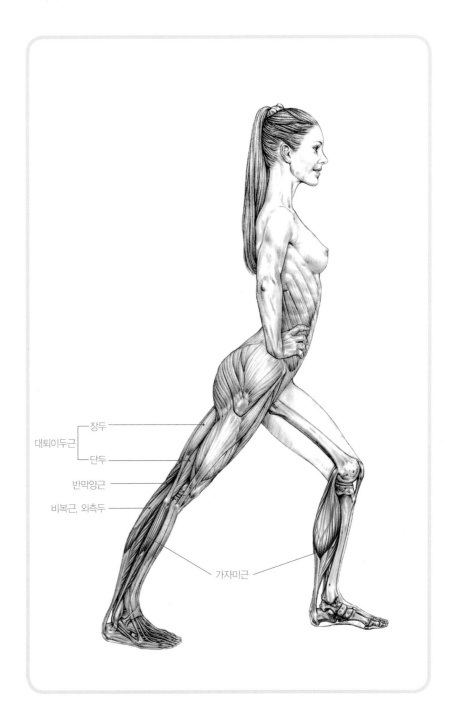

대퇴이두근

장두

단두

반막양근

비복근, 외측두

가자미근

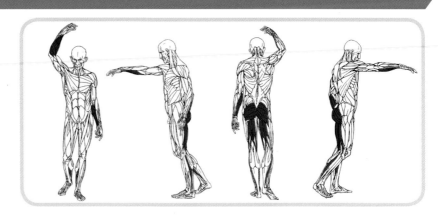

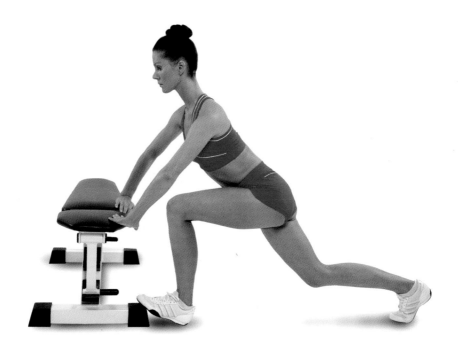

이 동작은 종아리, 허벅지, 엉덩이, 햄스트링, 허리의 굴근을 늘인다.

의자 앞에서 두 다리를 교차하듯 벌려 한쪽 발끝을 지지대의 낮은 받침대 위에 올리고 반대쪽 다리는 자연스럽게 뒤로 뻗는다. 지지대에 올린 발의 뒤꿈치는 지면에 고정한다. 양손으로 의자를 짚고, 뒤로 뻗은 다리를 살짝 구부리면서 발뒤꿈치를 들어주어 몸의 운동면적을 넓힌다. 허리가 휘어지지 않도록 엉덩이와 배에 힘을 주어 긴장시킨다. 천천히 규칙적으로 호흡하면서 30초간 동작을 유지한다. 반대쪽도 같은 방법으로 반복한다.

종아리와 발목 스트레칭

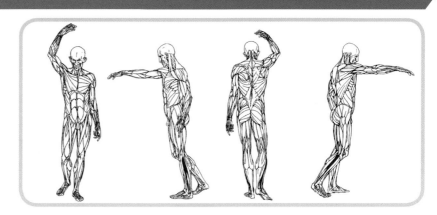

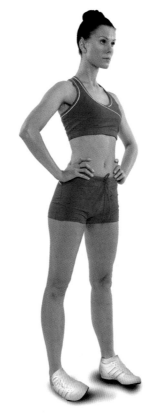

이 동작은 발목을 유연하게 만들어 준다.

선 자세로 한쪽 발목을 바깥쪽으로 꺾는다. 반대쪽 다리는 몸의 중심을 잡을 수 있도록 지면을 지그시 눌러 준다. 이 동작을 15초간 유지하고 반대쪽도 같은 방법으로 반복한다. 양발을 동시에 꺾는 것은 추천하고 싶지 않다. 근육을 과도하게 이완시킬 우려가 있으며 잠재적으로 관절에 무리를 줄 수 있기 때문이다. 이 동작은 관절을 유연하게 만들어 주기 때문에 발목을 삐는 것을 예방하는 데 효과적이다.

의자 앞에 서서 양손을 의자 등받이 위에 올려놓는다. 한쪽 발을 몸 바깥쪽으로 틀어준 상태로 15초간 유지한다. 이 스트레칭은 발목을 자유자재로 움직일 수 있도록 발목 주변의 근육을 늘여준다.

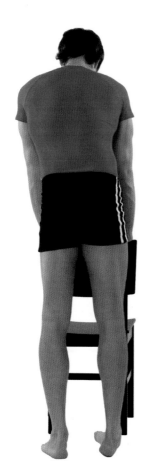

양반다리로 바닥에 앉아 허리를 곧게 편다. 오른쪽 다리를 왼쪽 다리 위에 포개고 오른손으로는 올린 다리의 종아리를 잡고 왼손으로는 올린 다리의 발을 잡는다. 손으로 잡은 발을 살짝 위로 당겨 몸 바깥쪽 발목을 늘인다. 30초간 동작을 유지하고 반대쪽도 같은 방법으로 반복한다. 이 스트레칭은 발목이 뻣뻣한 사람들에게 적합하다. 발목이 유연한 경우 발목 근육의 긴장감이 사라져 더 이상의 스트레칭 효과를 기대하기 어렵다. 그러한 경우에는 앞에 소개한 스트레칭이 훨씬 효과적이다.

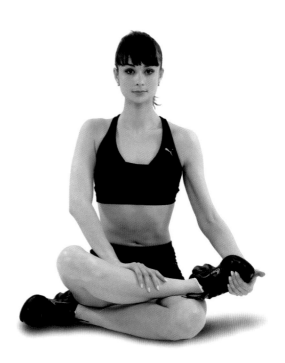

Part 04

맞춤형 스트레칭 프로그램

01 근육 단련과 건강 유지를 위한 스트레칭 프로그램

본격적인 스트레칭에 앞서 다음 소개할 세 가지 기본 스트레칭 프로그램을 익혀 보자.

초보자 프로그램

초보자 프로그램에서 가장 중요한 것은 당신의 운동 능력과 운동 가동 범위가 얼마나 되는지를 먼저 고려해 보는 것이다. 유연성을 기르기 위해 다음 소개하는 스트레칭을 규칙적으로 수행해 보자.

최상의 몸 상태에서 스트레칭을 하려면 다음 사항을 반드시 지켜야 한다.

- 긴장을 최대한 풀고
- 호흡에 유의하고
- 근육 전체에 산소를 공급하고
- 근섬유가 자연스럽게 이완하도록 하고
- 갑작스럽고 무리한 동작은 피한다.

> ⚠️ 스트레칭과 스트레칭 사이에는 최소한의 휴식만이 허락된다. 휴식시간 없이 순환하여 스트레칭을 하면 심혈관계의 건강 유지에 도움을 될 뿐만 아니라 스트레칭 시간을 최소한으로 단축시킬 수 있다. 이처럼 프로그램을 구성하는 스트레칭을 휴식 없이 연달아 하는 것을 '서킷(Circuit)'이라고 부르는데, 한 번 운동할 때마다 서킷을 1~2회 반복하는 것이 효과적이다. 스트레칭은 일주일에 2회가 적당하다.

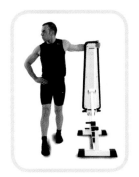

1 가슴 근육
한 방향당 20초

p. 62

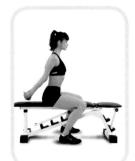

2 어깨 전면과 가슴 근육
30초

p. 50

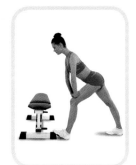

3 종아리와 햄스트링
한 방향당 20초

p. 169

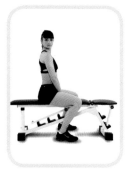

4 목의 측면
한 방향당 30초

p. 41

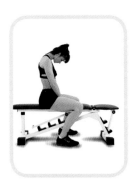

5 목의 후면
40초

p. 42

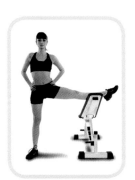

6 내전근과 햄스트링
한 방향당 20초

p. 154

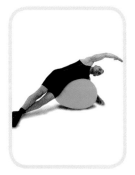

7 배와 등의 측면 굴근
한 방향당 20초

p. 80

중급자 프로그램

운동 가동 범위가 커지고 호흡 능력이 향상되며, 관절의 움직임이 자유로워졌다고 생각된다면 중급자 프로그램을 시작해도 좋다. 중급자 프로그램의 특징은 운동 가동 범위를 확장하기 위해 초급자 프로그램보다 동작을 유지하는 시간이 길어진다는 점이다. 모든 동작에서 호흡은 천천히 규칙적으로 해야 한다. 일주일에 2~3회 스트레칭하고 한 번 운동에 서킷을 2~3회 반복한다.

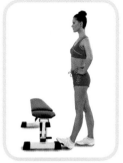
1️⃣ 종아리
한 방향당 20초
p. 168

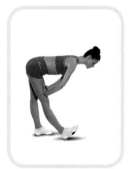
2️⃣ 햄스트링과 종아리
한 방향당 30초
p. 138

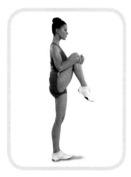
3️⃣ 엉덩이와 햄스트링
한 방향당 20초
p. 122

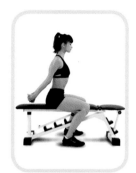
4️⃣ 어깨 전면과 가슴 근육
30초
p. 50

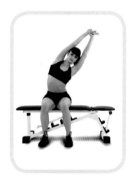
5️⃣ 배와 등의 측면 굴근
한 방향당 20초
p. 78

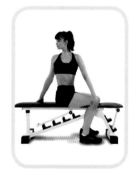
6️⃣ 몸통의 회전근
한 방향당 30초
p. 84

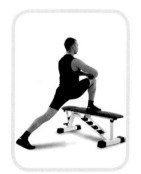
7️⃣ 엉덩이와 햄스트링
한 방향당 20초
p. 123

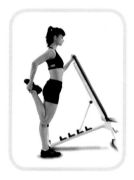
8️⃣ 대퇴사두근
한 방향당 30초
p. 133

고급자 프로그램

자신의 몸을 충분히 컨트롤할 수 있게 되고 돌리기와 비틀기 같은 좀 더 세분화된 움직임을 통해 몸을 단련하고자 한다면 고급 프로그램을 수행한다. 일주일에 3~4회 실행하며, 한 번 운동에 서킷을 4~5회 반복한다. 만약 시간이 부족하다면 프로그램의 절반은 아침에, 나머지 절반은 저녁에 하는 것도 하나의 방법이다.

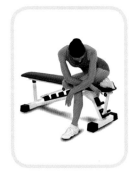

1 허리와 엉덩이
한 방향당 30초씩

p. 115

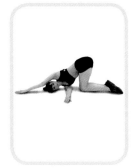

2 등과 몸통의 회전근
한 방향당 20초씩

p. 104

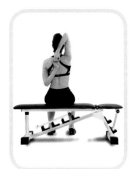

3 어깨와 삼두근
한 방향당 20초씩

p. 58

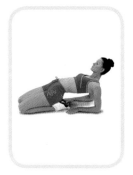

4 대퇴사두근
40초

p. 128

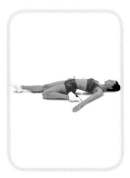

5 대퇴사두근
한 방향당 20초씩

p. 129

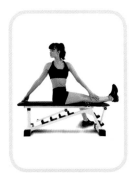

6 몸통의 회전근
한 방향당 30초씩

p. 86

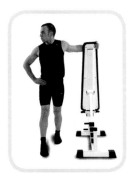

7 가슴 근육
한 방향당 20초씩

p. 62

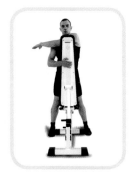

8 어깨 후면
한 방향당 45초씩

p. 57

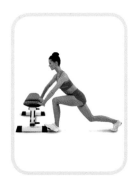 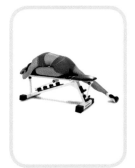 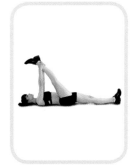 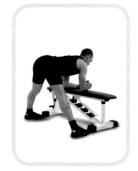

9 종아리, 햄스트링, 엉덩이
한 방향당 30초씩
p. 171

10 엉덩이, 허리, 등
한 방향당 30초씩
p. 114

11 햄스트링과 요근
한 방향당 30초씩
p. 147

12 내전근과 햄스트링
45초
p. 162

전문 운동선수를 위한
스트레칭 프로그램

어떻게 스트레칭할까?

앞으로 소개할 프로그램은 운동선수들에게 꼭 필요한 스트레칭으로 구성되어 있다. 스트레칭은 횟수를 거듭함에 따라 단계적으로 스트레칭의 강도를 높일 필요가 있다. 이 프로그램은 일주일에 2회가 가장 적절하며, 몸이 충분히 유연해졌다고 생각된다면 일주일에 1회로 줄일 수 있다.

앞에서도 말했듯이, 스트레칭과 스트레칭 사이에는 최소한의 휴식만이 허락된다. 휴식시간 없이 순환하여 빠르게 스트레칭을 하는 것은 심혈관계 건강 유지에 도움을 줄 뿐만 아니라 스트레칭을 하는 데 소요되는 시간을 최소한으로 줄여 준다. 한 번 운동에 서킷을 2~3회 반복한다.

스트레칭을 처음 시작한다면 한 동작을 15초에서 45초간 유지한다. 프로그램의 횟수를 거듭할수록 동작을 유지하는 시간을 늘여 최종적으로 한 동작을 1분간 유지하는 것을 목표로 삼는다. 서킷을 처음 시작할 때는 오른쪽부터 시작하고 두 번째 서킷은 왼쪽부터 한다.

공통 프로그램

기본이 되는 프로그램이다. 빠르고 간단한 방법으로 관절을 유연하게 만들어 준다. 한 번 운동에 서킷을 3~5회 반복한다.

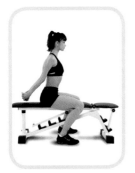

1 어깨 전면과 가슴 근육
40초

p. 50

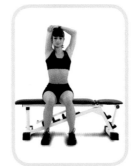

2 삼두근
한 방향당 20초씩

p. 67

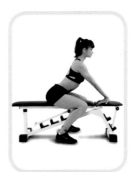

3 팔 앞부분 굴근
30초

p. 70

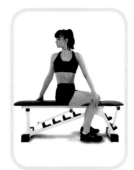

4 몸통의 회전근
한 방향당 30초씩

p. 84

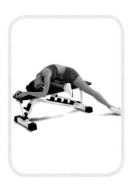

5 엉덩이, 허리, 등
한 방향당 30초씩

p. 114

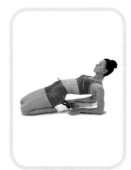

6 대퇴사두근
30초

p. 128

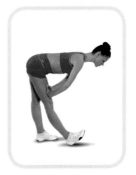

7 햄스트링과 종아리
한 방향당 20초씩

p. 138

회전 운동 종목(골프, 야구 등) 선수를 위한 프로그램

이 서킷의 주목적은 몸통의 회전 능력을 높이고 어깨를 보호하며, 팔 앞부분의 운동 능력을 발달시키는 데 있다. 한 번 운동에 서킷에 4~6회 반복한다.

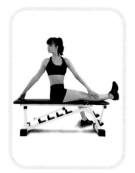

1 몸통 회전근, 등, 햄
스트링
한 방향당 30초씩
p. 86

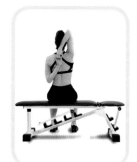

2 어깨와 삼두근
한 방향당 20초씩
p. 58

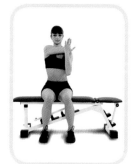

3 어깨 후면, 승모근,
능형근
한 방향당 20초씩
p. 55

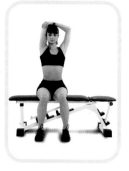

4 삼두근
한 방향당 30초씩
p. 67

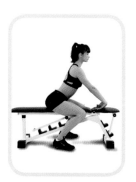

5 팔의 앞부분 신근
30초
p. 73

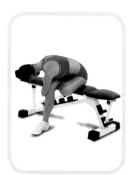

6 엉덩이, 허리, 등
한 방향당 45초씩
p. 116

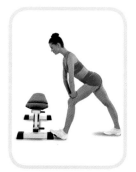

7 종아리와 햄스트링
한 방향당 30초씩
p. 169

이 서킷의 주목적은 발목 부상을 예방하고 엉덩이와 허리의 운동 능력을 발달시키며 허벅지 근육의 가동 범위를 확장시키는 데 있다. 한 번 운동에 서킷을 3~5회 반복한다.

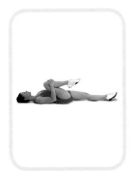

1 엉덩이, 요근, 햄스트링
한 방향당 45초씩

p. 121

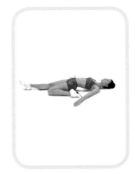

2 대퇴사두근
한 방향당 20초씩

p. 129

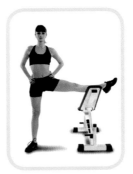

3 내전근과 햄스트링
한 방향당 20초씩

p. 154

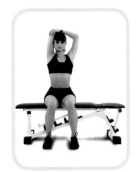

4 삼두근
한 방향당 30초씩

p. 67

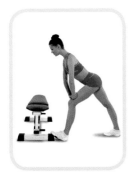

5 종아리와 햄스트링
한 방향당 20초씩

p. 169

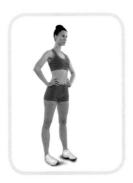

5 종아리와 발목
한 방향당 45초씩

p. 172

스키 선수를 위한 프로그램

이 서킷의 주목적은 허벅지 근육의 운동 가동 범위를 확장시키고 발목 부상을 예방하며, 어깨의 운동 능력을 발달시키는 데 있다. 한 번 운동에 서킷을 5~6회 반복한다.

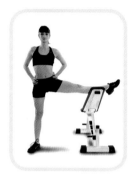

1 내전근과 햄스트링
한 방향당 45초씩

p. 154

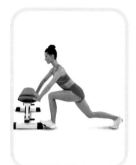

2 종아리, 햄스트링, 엉덩이
한 방향당 30초씩

p. 171

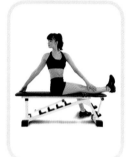

3 몸통의 회전근, 등, 햄스트링
한 방향당 45초씩

p. 86

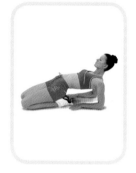

4 대퇴사두근
한 방향당 45초씩

p. 128

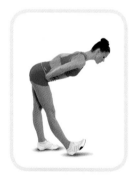

5 햄스트링과 종아리
한 방향당 45초씩

p. 137

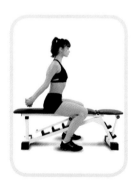

6 팔 앞부분과 가슴 근육
45초

p. 50

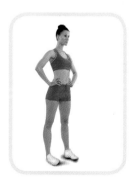

7 종아리와 발목
한 방향당 45초씩

p. 172

투기 종목 선수를 위한 프로그램

이 서킷의 주목적은 견갑골의 운동 능력을 발달시키고 몸통의 회전 능력을 향상시키며, 목을 보호하고 하부 근육을 충분히 운동시키는 데 있다. 한 번 운동에 서킷을 5~8회 반복한다.

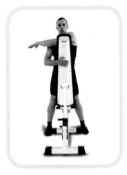

1 어깨 후면
한 방향당 45초씩
p. 57

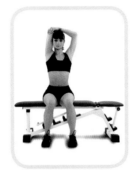

2 삼두근
한 방향당 45초씩
p. 67

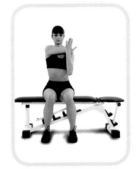

3 어깨 후면, 승모근,
능형근
한 방향당 45초씩
p. 55

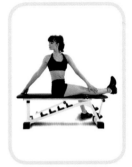

4 몸통 회전근, 등, 햄
스트링
한 방향당 45초씩
p. 86

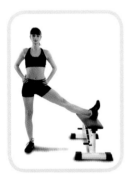

5 내전근과 햄스트링
한 방향당 45초씩
p. 153

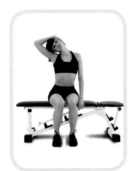

6 목의 양측면
한 방향당 45초씩
p. 39

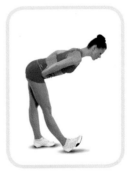

7 햄스트링과 종아리
한 방향당 45초씩
p. 137

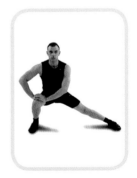

8 내전근과 햄스트링
한 방향당 45초씩
p. 163

사이클 선수를 위한 프로그램

이 서킷의 주목적은 엉덩이와 허리의 운동 능력을 발달시키고 발목의 운동 가동 범위를 확장시키며, 어깨와 등의 긴장을 이완하는 데 있다. 한 번 운동에 서킷을 3~6회 반복한다.

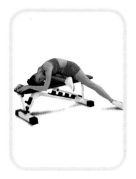

1️⃣ 엉덩이, 허리, 등
한 방향당 45초씩
p. 114

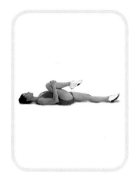

2️⃣ 엉덩이, 요근, 햄스트링
한 방향당 30초씩
p. 121

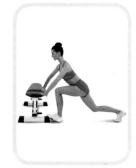

3️⃣ 종아리, 햄스트링, 엉덩이
한 방향당 30초씩
p. 171

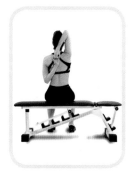

4️⃣ 어깨와 삼두근
한 방향당 20초씩
p. 58

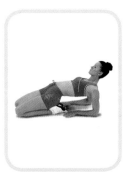

5️⃣ 대퇴사두근
45초씩
p. 128

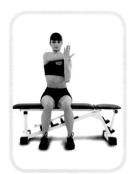

6️⃣ 어깨 후면, 승모근, 능형근
한 방향당 20초씩
p. 55

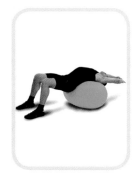

7️⃣ 등, 허리, 배
45초
p. 96

던지기(창던지기, 야구, 핸드볼 등) 종목 선수를 위한 프로그램

이 서킷의 주목적은 몸통의 회전 능력을 발달시키고 엉덩이와 허리의 회전 범위를 확장시키며, 어깨를 보호하는 데 있다. 한 번 운동에 서킷을 3~6회 반복한다.

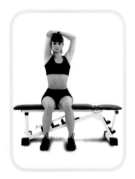

1 삼두근
한 방향당 20초씩

p. 67

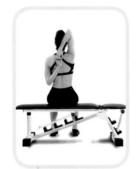

2 어깨와 삼두근
한 방향당 15초씩

p. 58

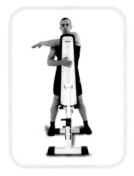

3 어깨 후면
한 방향당 20초씩

p. 57

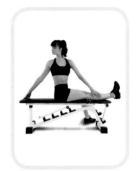

4 몸통의 회전근, 등, 햄스트링
한 방향당 45초씩

p. 86

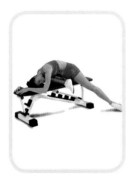

5 엉덩이, 허리, 등
한 방향당 45초씩

p. 114

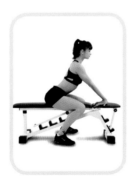

6 팔 앞부분의 굴근
30초

p. 70

승마 선수를 위한 프로그램

이 서킷의 주목적은 허리와 엉덩이의 운동 능력을 발달시키고 내전근의 운동 범위를 확장시키며, 척추에 가해지는 압력을 최소화하면서 어깨의 긴장을 완화하는 데 있다. 한 번 운동에 서킷을 3~6회 반복한다.

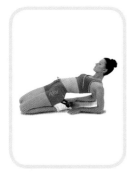

1 대퇴사두근
45초
p. 128

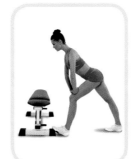

2 종아리와 햄스트링
한 방향당 30초씩
p. 169

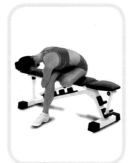

3 엉덩이, 허리, 등
한 방향당 45초씩
p. 116

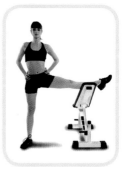

4 내전근과 햄스트링
한 방향당 30초씩
p. 154

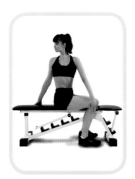

5 몸통의 회전근
한 방향당 45초씩
p. 84

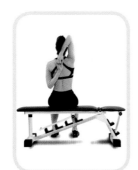

6 어깨와 삼두근
한 방향당 20초씩
p. 58

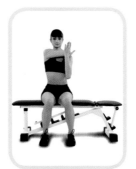

7 어깨 후면, 승모근,
능형근
한 방향당 20초씩
p. 55

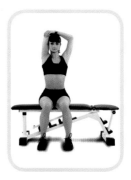

8 삼두근
한 방향당 20초씩
p. 67

수영 선수를 위한 프로그램

수영 선수의 몸은 놀라울 정도로 유연하다. 특히 어깨, 다리, 발목, 허리의 움직임이 매우 자유롭다. 지금 소개할 스트레칭 프로그램의 목적은 유연성 강화다. 한 번 운동에 서킷을 3~6회 반복한다.

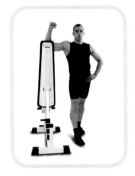

1 어깨 전면과 가슴 근육
한 방향당 30초씩
p. 60

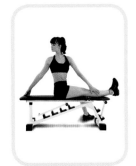

2 몸통의 회전근, 등, 햄스트링
한 방향당 45초씩
p. 86

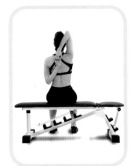

3 어깨와 삼두근
한 방향당 20초씩
p. 58

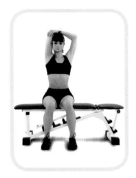

4 삼두근
한 방향당 20초씩
p. 67

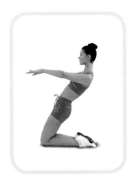

5 대퇴사두근
45초
p. 130

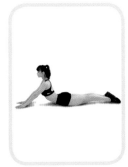

6 등, 허리, 배
45초
p. 98

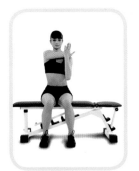

7 어깨 후면, 승모근, 능형근
한 방향당 20초씩
p. 55

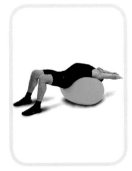

8 등, 허리, 배
45초
p. 96

웨이트 트레이닝을 위한 프로그램

강도 높은 웨이트 트레이닝을 할 경우 관절의 운동 범위가 축소될 수 있다. 지금 소개할 스트레칭 프로그램을 규칙적으로 반복하면 이 같은 문제를 예방할 수 있다. 일주일에 2번, 웨이트 트레이닝이 끝난 후 중간 강도의 스트레칭을 한다. 웨이트 트레이닝 한 세트가 끝나면 반드시 철봉에 매달려 척추에 가해진 압력을 풀어 주는 것도 잊지 말자. 한 번 운동에 서킷을 2~4회 반복한다.

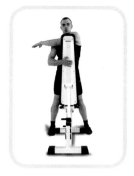

1 어깨 후면
한 방향당 20초씩

p. 57

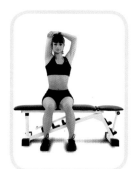

2 삼두근
한 방향당 20초씩

p. 67

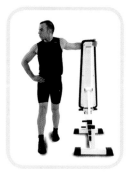

3 가슴 근육
한 방향당 30초씩

p. 62

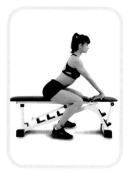

4 팔 앞부분의 굴근
30초

p. 70

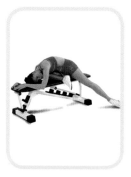

5 엉덩이, 허리, 등
한 방향당 45초씩

p. 114

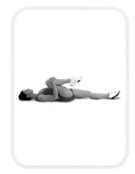

6 엉덩이, 요근, 햄스트링
한 방향당 45초씩

p. 121

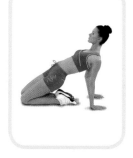

7 대퇴사두근
45초

p. 127

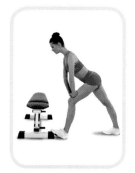

8 종아리와 햄스트링
한 방향당 30초씩

p. 169

아나토미
스트레칭
가이드

2판 1쇄 | 2023년 6월 5일
지 은 이 | 프레데릭 데라비에 · 장 피에르 클레망소 · 마이클 건딜
옮 긴 이 | 전 용 희 · 이 신 언
발 행 인 | 김 인 태
발 행 처 | 삼호미디어
등   록 | 1993년 10월 12일 제21-494호
주   소 | 서울특별시 서초구 반포1동 718-8 ⓟ137-809
          www.samhomedia.com
전   화 | (02)544-9456(영업부) / (02)544-9457(편집기획부)
팩   스 | (02)512-3593

ISBN 978-89-7849-687-2 13510